讓腸胃動起來

HEALTH!

暖男中醫師教你順時養生術＋養腸操

out! 遠離胃痛、腹脹、便祕、食慾不振

郭大維 著

扶原中醫體系總院長

×

王瑞玲 著

資深醫藥記者

CONTENTS

目錄

Chapter 2 常見腸胃病有哪些？

CONTENTS

【自序】

做到內養外調，那就是「護胃有成」

扶原中醫體系總院長　郭大維

我是郭大維醫師，從小就出過許多腸胃的問題困擾我的父母親，包括狂吃肉圓結果連夜送急診，或是吃過多肉粽去急診；也曾工作時，胃痛發作，死命撐到下班後直接開車到急診，急做胃鏡後發現是胃潰瘍，那是我人生的第一次胃鏡，也是我第一次知道原來「幽門螺旋桿菌」與我同在，我深深覺得醫療人員對吃是最不忌口的，也是最不愛惜自己腸胃的一群人，或許是工作使然，常常是病人優先，門診結束送走最後一位患者後才能吃飯，但常常幾分鐘內狼吞虎嚥把餐點匆匆結束，所以醫師越資深、職務階級越高，肚子越大不是沒有原因。

台灣人是出了名愛吃胃藥，不管是中藥胃散、西藥胃乳片，連出國都要買日本胃散回國分送親友。我曾經看過長輩用胃乳片來交朋友，街頭巷尾鄰居每天寒暄問候，都是在交換藥物。中醫護胃還要分寒、熱、虛、實、表、里、陰、陽，用藥也有汗、和、下、消、吐、清、溫、補等不同方式，西醫是微觀用科學的儀器檢查出問題所在，中醫是巨觀，除了疾病本身，還兼顧到個人的問題，諸如工作壓力、情緒、生活習慣、居住環境等六淫七情的因素都列入考量。治療方式更是多元，除了中藥、針灸、湯劑、藥膳，甚至氣功等。急症用猛藥、慢性用調理，中醫西醫治療胃病的方式各有所長，終極目標都是要護衛民眾的腸胃，黑貓白貓，只要能夠抓到老鼠就是好貓。

不過，中醫特有的證型分類、對症治療卻是西醫治療所欠缺的，真正的當過病人，才知道如何站在病患的立場告知患者，除了規律服藥外，飲食生活衛教也是相當重要，若能做到內養外調，那就是「護胃有成」，希望透過這本書，可以讓所有苦於胃病的你們，都能夠身體健康、護胃有成。

【自序】

透過中醫調理，幫助腸道活躍起來

醫藥記者　王瑞玲

曾經有人問我，西醫治療好？還是中醫療法好？其實兩者在治療上是有相輔相成的作用。

西醫在治療上講求的是對症下藥、藥到病除，例如頭痛醫頭，腳痛醫腳，但中醫除了對症下藥去除病灶之外，它就像是「補給兵」，同時也針對病灶周圍的組織做修復與調養，治療的時間雖久，卻能達到全面性的照護。

這是我第一次撰寫中醫學書籍，特別挑選近年來國人最常發生的腸胃疾病為主，原因是，近年來國人飲食內容複雜化與生活習慣的不規律，造成國人罹患各類腸胃疾病人數不斷攀升，年齡層更有下降的趨勢，大腸癌甚至成為這幾年來死亡的頭號殺手。

希望能透過《讓腸胃動起來》這本書，教導讀者如何透過中醫的望、聞、問、切來觀察日常生活中腸胃的各類問題，繼而透過中醫的方劑、按摩、食補、中藥茶飲等方式，讓腸胃重新活躍起來，回到正常的功能！

中醫向來讓人感覺艱澀難懂，如同讀古文般，不管是在病理上的解釋，或是治療用藥上，都需要咬文嚼字，有時看懂其字，卻不懂箇中道理。我將本書透過淺顯易懂的文字與故事內容，希望能幫助到更多深受困擾的患者，遠離腸胃疾病、擁有更好的健康人生。

我是資深醫藥記者王瑞玲，非常感謝郭大維醫師，能共同來完成這本非常實用的工具書。

【前言】

治療腸胃疾病，中西醫大不同

中醫治病強調審因論治，辨證論治，中醫是巨觀，除了確定病位更需解析病因，才能擬定一套治療方案，因而出現不同的方藥搭配用來處理胃病。

舉例來說，胃食道逆流是門診中最常見的問題，中醫與西醫治療有何不同？一般來說，西醫治療有其黃金準則，根據患者的臨床症狀作診斷，或搭配胃鏡檢查的結果進行處置，治療主要以抑制胃酸爲主，避免胃酸侵蝕食道引起病變。西醫在抑制胃酸效果成效佳，但造成胃食道逆流的根本原因若沒有解決，就會發生停藥後又復發的現象。而中醫的治療是根據病人發病的原因、飲食的方式、工作的型態及個人體質等因素，來施以個別化的藥物治療，因此常常可見不同的藥物處方，如小柴胡湯、大柴胡湯、四逆散、逍遙散、加味逍遙散、安中散、香砂六君子湯、半夏瀉心湯等複方藥物，醫師再看其他兼症而隨症加入香附、鬱金、白花蛇舌草、半枝蓮、蒲公英、延胡索、牡蠣、貝母、白芨等單方藥物。除胃食道逆流症狀外，有時更必須考量患者的排便情形，如大便成形與否、或大便溏、或大便瀉、或腸鳴聲、或大便乾硬等不同狀況，而有不同方向的給藥方式，而不是中醫書上「胃病用半夏瀉心湯加減治療」就可以處理所有的胃病。

有些時候患者除了典型的火燒心症狀外，更有些會合併心臟的問題出現，這時候也必須考慮心胃不合的型態給藥方式，而肝胃不和、飲食積滯等也是其中一種成因。病因病機是中醫處理病症的軸心，中醫認為胃食道逆流的病理機制常與肝、脾、胃三個臟腑有關。現代人常因情志不調、飲食失當、勞累過度或久病傷脾等因素，導致脾氣不升、胃氣不降，而造成胃氣上逆、上犯食道而形成本病。中醫依據病人的主訴症狀、舌象、脈象，以及腹診的結果，開立不同的藥方，用以疏肝健脾養胃，使胃氣和降，如此也可以減少胃酸產生、調節自律神經、調節腹壓，以及修復胃黏膜，進而達到治療的效果。

中醫治療胃病的優勢在於，能夠減少西藥的副作用外，除能抑制胃酸分泌，減緩腸胃不適感、消除脹氣、整腸通便，也能藉由疏理肝氣，舒緩情緒、減除壓力。更能依據病患體質、病況、工作型態來細究眞正病因，同時治標又治本，有助於根本治療胃食道逆流，且透過中醫的飲食衛教與穴位按摩保養，可預防疾病再患。

Chapter 1

腸胃好的人，身體才會健康

中醫指的「脾胃病」是什麼？

在了解脾胃病之前，先跟大家談談什麼是「脾胃」？

中醫所說的「脾胃」和西醫最大的不同在於，中醫的脾胃不只是單指器官，還包括它擁有的生理功能，而人體的消化系統皆屬於在中醫「脾胃」的範疇中。以中醫經絡學說而言，「足陽明胃經」與「足太陰脾經」爲表裡之經，在脾胃的生理功能及病理上都有著相當密切的聯繫關係。

足陽明胃經（圖1-1）在消化系統上是非常重要的經脈，簡稱「胃經」。分布在身體的正面，貫穿全身，從頭部，經過頸部、胸、腹、下肢到足尖，是一條非常長的經脈。

足太陰脾經（圖1-2）是維持消化功能的重要經脈。從足部大指的前端，沿著腳的內側，經過內踝，再沿著大腿及小腿的內側直上，進入腹腔和脾相聯。

脾胃乃後天之本。所謂後天之本是指出生後所有的生命活動力，都要仰賴後天的脾胃來攝取營養，並提供身體的能量。脾胃居於人體的中焦（上腹）部位，脾主運化（運輸及轉化），胃主受納（接受和容納），兩者在功能上相互配合，共同完成食物消化、吸收的功能。

在脾胃功能都正常的情況下，每天所吃的食物才能順利地被轉化成細緻的物質，並被人體吸收所用，而這些精微物質也才能夠轉化爲氣血，構成人體代謝、消化、運輸體內的水液（津液）到身體各器官，例如肺、腎、膀胱、皮膚裡，讓身體的津液能順利循環和排泄，並保持平衡狀態的生命活動基礎，如此符合中醫「脾爲氣血生化之源」的述說。

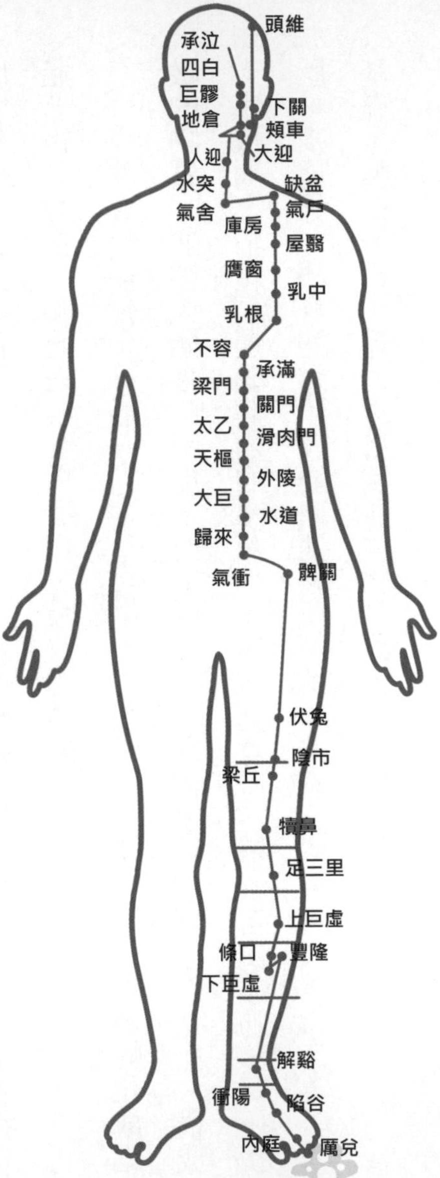

圖 1-1 足陽明胃經

足陽明胃經各穴道說明：

頭維：在額頭，髮際線直上約半指橫，或頭正中線旁開六指橫。

承泣：在臉部，眼球瞳孔正下方的眼眶下緣凹陷處，左右各一。

四白：在臉部，眼球瞳孔下方約大拇指寬凹陷處，左右各一。

巨髎：在臉部，沿瞳孔直下，垂直線與鼻翼下緣水平交點凹陷處。

地倉：在臉部，口角旁，唇角外側兩旁。

下關：在臉部，食指和中指併攏，食指貼在耳垂旁，中指指腹凹陷處。

頰車：在臉部，上下牙關咬緊時，會隆起一個咬合肌高點，按下去有凹陷處。

大迎：在臉部，閉口鼓氣，下頷角前下方凹陷，按下去感覺有動脈膊動處即是，左右各一。

人迎：在頸部，從喉結往外約二指橫寬，胸鎖乳突肌前緣，動脈搏動處，左右各一。

水突：在頸部，鎖骨的凹陷處，人迎、氣舍連結的中間點，左右各一。

氣舍：人迎直下，鎖骨上緣處，左右各一。

缺盆：頸部外側，鎖骨上方有一凹陷處，按下去有痠脹感即是。

氣戶：在胸部、鎖骨的下緣，與乳中線相交的凹陷處，按下去有痠脹感即是。

庫房：在胸部，第一肋骨間隙，從乳頭沿垂直向上推三個肋骨間隙，按壓有痠脹感，左右各一。

屋翳：在胸部，第二肋骨間隙，按下去有痠脹感即是。

膺窗：在胸部，第三肋骨間隙，按下去有痠脹感即是。

乳中：在胸部與乳頭的中央，約在第四肋骨與第五肋骨之間。

乳根：在第五肋骨和第六肋骨之間，左右各三指橫寬的外側，大約在乳頭中央，往下二指橫寬處的位置。

不容：在上腹部，肚臍上八指橫寬處，前正中線旁開三指，按壓有痠脹感即是。

承滿：在上腹部，肚臍上七指橫寬處，不容穴垂直下量一指橫寬，按壓有痠脹感即是，左右各一。

梁門：在肚臍和胸劍聯合的中點，再水平旁開三指橫寬處即是，左右各一。

關門：在上腹，從肚臍沿前正中線向上量四指橫，再水平旁開三指橫即是，左右各一。

太乙：在上腹，肚臍上三指橫，再水平開三橫處即是，左右各一。

滑肉門：在上腹部，沿前正中線向上量一指橫，再水平旁開三指橫處即是，左右各一。

天樞：在腹部，肚臍旁開三指橫寬，按壓有痠脹感即是，左右各一。

外陵：在下腹部，從肚臍沿前正中線向下量一指橫，再水平旁開三指橫處即是，左右各一。

大巨：在下腹部，從肚臍沿前正中線向下量三指橫，再水平旁開三指橫處即是，左右各一。

水道：在下腹部，從肚臍沿前正中線向下量四指橫，再水平旁開三指橫寬處即是，左右各一。

歸來：在下腹部，從恥骨聯合上緣向上量一指橫寬，再水平旁三指橫寬處即是，左右各一。

氣衝：在腹股溝區，恥骨聯合上緣中點，水平旁開三指橫寬處即是，左右各一。

髀關：髂骨前上棘與髕底外緣連線，和會陰相平的連線交點處即是，雙腿各一。

伏兔：屈膝九十度，手指併攏壓腿上，掌後第一橫紋中點，中指尖端處即是，雙腿各一。

陰市：正坐屈膝，髕底外側上量四指橫寬，按壓有痛感即是，雙腿各一。

梁丘：膝蓋骨外側，上方三指橫寬的凹陷處，雙腿各一。

犢鼻：在膝蓋骨與脛骨之間，膝蓋韌帶上方，也就是膝蓋骨正下方兩側的凹陷處雙腿各一。

足三里：外膝眼下，膝蓋下方凹陷約四指橫寬處，雙腿各一。

上巨虛：在小腿外側，犢鼻穴下四指橫寬凹陷處即是，雙腿各一。

條口：在小腿外側，犢鼻穴下十二指橫寬（八寸），脛骨外一指橫處，雙腿各一。

下巨虛：在小腿外側，先找到條口穴，向下量一指橫寬凹陷處即是，雙腿各一。

豐隆：在小腿外側，先找到足三里，向下量六指橫寬凹陷處即是，雙腿各一。

解谿：足背橫紋中央凹陷處，足背兩條肌腱之間即是，雙腿各一。

衝陽：足背最高的地方，兩條肌腱之間，按壓時可感覺到動脈搏動感即是，左右各一。

陷谷：在足背，第二、第三蹠骨交合位置前凹陷處，按壓時感到痠脹感即是，左右各一。

內庭：在足背，第二、第三趾之間，皮膚顏色深淺交界處即是，左右各一。

厲兌：足背第二趾指甲外側邊緣，與指甲下緣各作一垂直線，交叉點即是，左右各一。

足太陰脾經各穴道說明：

周榮：在胸部，第二肋骨間隙，乳頭旁開三指橫寬，再向上一個肋骨間隙處即是左右各一。

胸鄉：在胸部，第三肋骨間隙，乳頭旁開三指橫寬，再向上兩個肋骨間隙處即是左右各一。

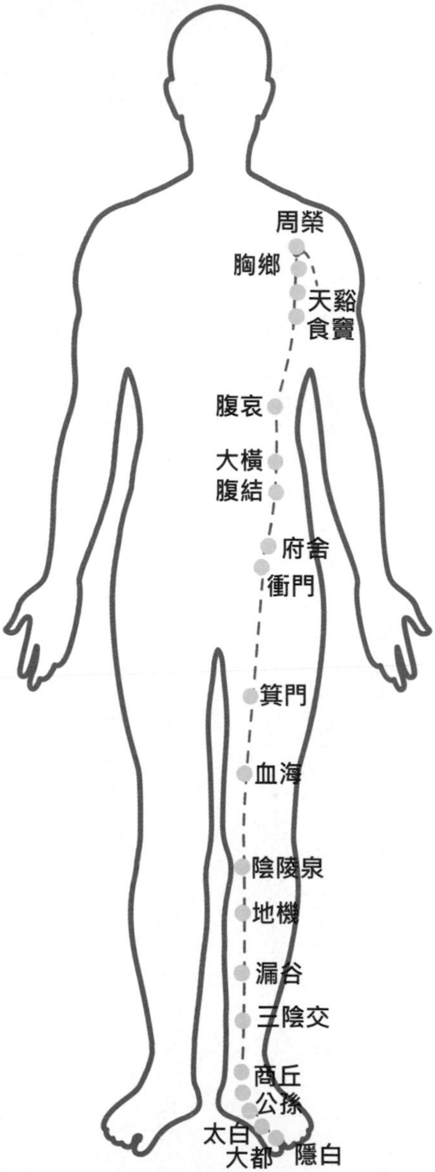

圖 1-2 足太陰脾經

天谿：在胸部，第四肋骨間隙，乳頭旁開三指橫寬，乳頭所在的肋骨間隙處即是左右各一。

食竇：在胸部，第五肋骨間隙，乳頭旁開三指橫寬，再向上一個肋骨間隙處即是左右各一。

腹哀：在上腹部，肚臍沿前正中線向上四指橫寬，再水平旁六指橫寬處即是，左右各一。

大橫：在腹部，肚臍水平旁四指橫寬處即是，左右各一。

腹結：在下腹部，肚臍下方大拇指稍寬，前正中線旁開六指橫寬處即是。

府舍：在下腹部，肚臍下方四．三寸，前正中線旁開六指橫寬處即是。

衝門：在腹股溝斜紋中，外髂動脈搏動處的外側，可摸到搏動，搏動外側按壓有痠脹感處即是。

箕門：在股前區，大腿內側有一魚狀肌肉隆起，角尾凹陷處即是，雙腳各一。

血海：腳伸直，膝蓋骨內側邊緣約三指橫寬的上方會有一凹陷處即是，左右各一。

陰陵泉：在小腿內側，脛骨骨頭終端的內側凹陷處，按壓時會有痠痛感，左右各一。

地機：在小腿脛骨內側，從膝蓋後方的橫紋，往下約六指橫寬處即是，左右各一。

漏谷：脛骨內側緣，內踝直上量八指橫寬處即是，雙腳各一。

三陰交：腳踝內側力骨頭凸出處的上方，大約四指橫寬的骨客後側邊緣，按壓時會有痠痛即是，左右各一。

商丘：在踝部，內踝前下方，舟狀骨粗隆與內踝尖連中點的凹陷處即是，雙腳各一。

公孫：足大趾與足掌所構成的關節內側，弓形骨後端下緣凹陷處即是。雙腳各一。

太白：足大趾與足掌所構成的關節，後下方掌背交界線凹陷處是，雙腳各一。

大都：足大趾與足掌所構成的關節，前下方掌背交界線凹陷處即是，雙腳各一。

隱白：足大趾與指甲內側緣與下緣各作一垂直線，其交點處即是，雙腳各一。

接下來，先從脾胃的生理功能帶著大家來了解，脾胃在人體中是扮演著什麼樣的角色。

脾胃的功能

⊙脾的生理功能

❶脾主運化（運輸和轉化）

《黃帝內經》云：「飲入於胃，游溢精氣，上輸於脾，脾氣散精，上歸於肺，通調水道，下輸膀胱，水精四布，五經並行。」

脾主要的功能在運化水谷精微物質（水谷：指各種食物），也就是脾對飲食物的消化與吸收。當飲食物到達胃部經初步分解、消化之後，經泌別清腸的作用，也就是讓小腸吸收大部分的營養物質和水分，再將飲食物中的精華部份，通過脾做進一步的運輸與消化，再將消化後的水谷精微（水谷精氣）運送到全身各處。上輸心肺，化爲血氣等重要物質。

❷ 脾主統血（調控血液在脈中運行）

這裡提到的「統」，是指「控制」、「調控」、「統攝」之意。脾不僅運化水谷精微以生化氣血，還具有調控血液在脈中進行的作用，也就是防止身體出血。有些身體裡面出血的疾病，跟脾的調控能力失常有關。因此當脾健康時，可使血液在正常的脈道中運行。

❸ 脾主四肢肌肉

《黃帝內經》云：「四肢皆稟氣於胃，而不得至經，必因於脾，乃得稟也。今脾病不能爲胃行其津液，四肢不得禀水穀氣，氣日以衰。脈道不利，筋骨肌肉，皆無氣以生，故不用焉。」

由此可知，四肢的氣血是來自於胃，再輸送到脾。當脾的生理功能失常時，便不能輸送營養物質和水分（水谷精微），四肢的氣血便開始慢慢的衰退，筋骨和肌肉在缺乏營養的情況下，開始消瘦而沒有力氣，活動也隨之降低。因此四肢是否強壯有力，主要視脾的功能狀態而定。

❹ 脾主升清

脾主升清是指，脾運送水谷精微到全身，以提升精氣，並將精氣往心、肺、頭上面輸送，再轉化爲氣血運送到全身各處。同時脾氣也具有提升臟器拉舉的作用，拉住人體臟腑器官在正常的位置，不致臟器往下垂。

若脾的升清作用失調時，人會感到疲累昏沉、頭暈目眩之外，也會出現腹脹、拉肚子的情形。

⊙胃的生理功能

❶胃主受納

胃主受納是指胃接受和容納水谷精微物質的作用。每天吃喝的食物，都會先進入胃裡暫時存放，並做初步的分解與消化，將水谷變成食糜。然後讓精微物質藉由脾的運輸與轉化（運化）將營養送到全身，而未被消化的食糜則下行到小腸，如此重覆循環，就是胃的消化過程。

倘若胃有病變，便會影響到受納的功能，出現胃痛（胃脘痛）、悶脹、食慾不振、厭食的情形。

❷胃主腐熟

腐熟，是將水谷飲食經過胃的初步消化，形成食糜意思。當食物進入胃的時候，經過消化腐熟後，下傳到小腸，並將飲食物分爲清、濁兩端。胃主降濁，脾主升氣。

❸ 胃主降濁

前面有提到脾主升清，脾氣上升，才能把營養物質輸運到全身。胃主降濁，胃氣得降，才能把所剩的廢物（糟粕）排出體外。其實人體的消化主要就是脾胃協調、升清濁降的過程，食物消化後的精微物質經由脾氣的升清作用，散布於全身，而殘渣就會透過降濁的功能，藉由尿液或排便排出體外。

一旦脾胃升降功能失調，便會導致消化吸收功能低下、胃腸蠕動出現遲緩、上腹部隱痛、脹滿或食慾不振等症狀。

什麼是脾胃病？

金元時期的著名醫家李東垣在《脾胃論》中提到：「內傷脾胃，百病由生。」可見脾胃內傷是非常關鍵的致病因素之一。

很多患者會問我：「郭醫師，我的脾胃不好跟先天體質有關係嗎？」其實脾胃問題十之八九是由後天的生活作息、飲食習慣、情志不暢（總是愛生氣、悶悶不樂），或是風、寒、暑、濕、熱等外邪侵入所引起。當然也有少數先天脾胃虛弱的患者，多半都因母體影響，但只要後天調養得宜，即可改善。

俗話說「十人九胃病」。其實脾胃病在我們的日常生活中是極爲常見的疾病，相當於現代醫學所說的消化系統疾病，包含胃炎、便祕、腹瀉、消化性潰瘍、胃食道逆流、腸躁症等。

脾胃病也有季節之分

中醫的時間醫學強調要順應四時養生，也就是利用季節性養生大法，來順應身體機能四季變化，當然脾胃疾病發生的時間也不例外！在門診中就有遇過一名女性的脾胃病患者，都是在每年的特定季節現身，我都跟她開玩笑說：「我們是牛郎與織女，一年就這些日子可以見面。」她每到夏天食慾就變差、體重變輕，甚至還會精神不濟。也遇過一名年輕的女患者，只要一換季腹瀉就會發作，每逢季節轉換時症狀都會加重，簡直比氣象報告還要準。

⊙四季容易造成脾胃病的原因

❶ 春季：

春天是萬物復甦的季節，中醫認爲春天屬「肝」。此時肝火旺盛，容易有鬱結不舒、容易焦躁、易怒的現象產生，主要原因在於中醫五行學說的「木剋土」（中醫五行：木屬肝，火屬心，土屬脾，金屬肺），所以春天時，脾胃就容易變成肝的「受氣包」。當肝太旺時，連帶著脾胃就會受到影響，造成脾虛。此外，胃出血、消化性潰瘍也最容易在春天發病或症狀加重。

飲食建議：以健脾和胃為主。飲食上可以多攝取小米、玉米、糙米。

❷ 夏季：

台灣的夏季氣候潮濕悶熱，同時也是腸胃病的好發季節，這個時候細菌繁殖速度非常快，所以食物很容易腐敗或變質。此外，由於天氣悶熱，很多人喜歡吃冰冷食物、飲品來消暑，但食用過量容易傷脾而導致「脾失健運」，脾的運輸消化功能失常，稍不注意就容易發生腹瀉、腹痛的情形。症狀輕微者，出現腹鳴、腸鳴、消化不良、食慾不振等症狀，嚴重者則面黃肌瘦、四肢無力，甚至四肢水腫的情形。

飲食建議：夏季飲食以健脾利濕爲主，可以多補充山藥、白扁豆、蓮子、薏仁。

❸ 秋季：

立秋時節氣候多變涼爽，陽氣也開始漸衰，這時很多人會感到食慾大增、睡眠時間增長。身體爲了抵抗寒冷，也會開始儲存脂肪而造成發胖，或容易暴飲暴食，加重腸胃的負擔，導致消化功能的紊亂，而季節性便祕，也常在秋燥的時令顯得更爲突出。加上晝夜溫差大，腹部容易著涼，使腸胃蠕動變化而導致腹瀉。

飲食建議：立秋飲食以補中益氣爲主，飲食方面以溫食，像是粥品就相當適合。此外多補充養血生津的大棗，也很推薦脾虛、氣血兩虧的患者食用。

❹ 冬季：

冬天的寒邪，容易損傷脾胃陽氣，易引發胃病。有虛寒性胃病的人，在遇到氣溫低的冬季當然就會更加不適，會有疼痛、脹氣等情形出現，所以要特別注意溫養食療與防寒保暖。不過特別提醒，冬天雖是進補的好時節，也要講究節制，切勿暴飲暴食，如果一次吃得太多，是會把脾累壞了！其次是冬季嗜食辛辣刺激食物的人，若飲食不節制，更容易損傷脾胃，反而失去調養脾胃的原意。

冬季陽氣虛，脾陽不足，胃脘部受空氣的影響，胃酸分泌也會增加。使得保護胃部屏障的胃黏膜作用減弱，繼而出現胃潰瘍等症狀。

飲食建議：以溫補爲主。冬天養脾可以多吃一些牛、羊肉、五穀雜糧、堅果，尤其像堅果是非常好的健脾食物，不過也因屬性較溫燥，適量即可。

腸胃不好，看這裡就知道

在門診當中，如果是脾胃功能不佳的患者，通常會比較容易感冒，或有軟便、腹瀉、吃不胖情形。女性的話，就容易有月經不調、手腳冰冷，甚至四肢水腫。而老年人比較常見的症狀則是耳鳴、視力模糊、口臭、脫髮等等。

除此之外，日常生活中我們還可以觀察其他地方，了解自己的脾胃功能是否良好。

頭髮

脾胃不好的人，頭髮也會有掉落的可能性。中醫認爲「脾胃，乃是氣血生化之源」，脾胃虛，就不能化身爲氣血，既然脾氣衰弱不能夠化爲氣血，而髮又爲血之餘，頭髮的生長若無法仰賴精血的濡養（培養），當然可能會有脫髮的現象。這種現象多半出現在生產或大病後氣血大虧、血虛受風、風盛血燥（血氣方剛、性情急躁）等類型的人。

此外，有部分的人可能因爲飲食作息的關係，像是喜歡吃燥熱的食物，或是經常熬夜而導致脾胃濕熱，當濕熱上蒸於顛頂（頭頂），侵蝕我們的髮根時，同樣也容易有脫髮的現象發生。

胖瘦

中醫有一句話說「肥者多痰濕」。認爲肥胖者大多屬痰濕體質，表示脾胃運輸和消化功能相對較弱。脾運化水濕功能失調後，水濕在體內聚集積成痰。而痰濕脾虛的胖，是虛胖，從外觀表現出來是肥胖的體型，但並非是肌肉多，而是脂肪多，且肌肉也比較無力。

此外，脾胃不暢也會導致過瘦，脾虛的瘦是吃再多也不會胖的體型。可以把胃想像成是一個工廠的接單單位，當胃不斷地接收訂單，但卻無法趕工出來，出貨就成了問題；相同的情況換成是在人體，當食物一直進來、身體卻無法吸收，正是代表脾的運化功能出了問題，除代謝功能減弱外，還會經常出現腹瀉的情形。

臉色（氣色）

「望而知之謂之神」，是中醫看病的四種形式之一。中醫的四診包含了望、聞、問、切，意思是光觀察一個人的氣色，大概對身體的狀況就能熟知一二。當一個人的臉色比較萎黃（皮膚色黃不見光澤），表示脾胃虛弱，若一個人的臉色暗沉、不太好看、肌膚偏蠟黃，表示他的脾胃功能不好，沒辦法吸收營養。

鼻翼

中醫認爲，鼻翼、鼻頭是和脾胃相互應對的，在《黃帝內經刺熱篇》提到：「脾熱病者，鼻先赤。」像有些人喜歡吃烤、辣、煎炸、生冷、甘甜之味的食物，或喜歡喝酒的人，都容易損傷到脾胃，而這些人大多都可以觀察到他們的鼻翼兩側經常泛紅、毛孔粗大，甚至鼻頭容易生痤瘡、暗瘡（青春痘、粉刺），這些現象正是脾胃濕熱的反應。

口唇乾燥

嘴唇乾燥、脫皮不一定是身體缺水所造成的，若是脾胃出狀況，喝再多的水或塗再厚的護唇膏都無法解決的。中醫認爲「脾開竅於口，其華在於唇」，也就是說嘴唇的色澤，和脾有著密切的關係。

脾胃吸收功能不好的人，可以觀察到他們口唇相對容易乾燥，有龜裂、破皮的表徵。有些患者剛開始只是口唇紅腫發癢，時間久了不僅乾燥龜裂而流血，嚴重者嘴角四周出現糜爛、脫屑、結痂，在中醫上稱之爲「唇風」、「舔舌瘡」、「魚嘴風」，這些表徵都是脾胃積熱，精血津液不足所引起的反應。

眼袋

脾胃主要的功能在是運輸消化營養成份（中醫稱之爲運化水谷），直接影響到體內脂肪代謝和肌肉功能。中醫認爲，當人體營養物質和水分的代謝功能異常時，皮膚和肌肉會缺乏營養，這也正代表著脾胃功能的虛弱，使得這些水谷精微會滯留在局部，變成痰濕，當身體裡面的濕氣沒辦法排出去時，就是導致眼袋生成、眼袋變大的根本原因。

各年齡層常見的脾胃問題和發生原因

孩童（指十八歲以下）

1. 濕疹

濕疹，是一種過敏性的皮膚疾病，發生的原因很多，有可能是食物、藥物、細菌、病毒、花粉、動物皮毛、陽光、冷熱等刺激因素而誘發。在中醫上認爲和先天遺傳或免疫系統失調有關，而對於四周環境的適應，或平時飲食沒有適當的選擇，則使脾胃損傷，導致內生濕濁熱毒。

小兒濕疹的問題正是出在脾胃功能不佳，而主要發生的原因爲脾虛濕盛、不能運化水濕。皮膚症狀多以滲液、腫脹明顯，大多屬於特稟體質患者，也就是過敏性體質患者，常因飲食過多冰冷瓜果或冷飲所導致，所以要根治小兒濕疹，就必須要先顧好小朋友的脾胃，脾胃健則百病不生。臨床上多用六君子湯或藥膳四神湯予以治療，均可得到改善。

2. 小兒地圖舌

中醫有「舌爲脾胃之外候」、「舌爲心之苗」之論述。「地圖舌」大多發生在四歲以前的孩童身上，家長會發現家裡幼兒舌頭上類似地圖的不規則紋路。地圖舌出現和脾胃有很大的關係，多與脾胃的氣陰不足有關，所以有地圖舌的兒童一般也會出現食慾不佳、多汗、倦怠、乏力等症狀。在治療上以益氣養陰爲主。常用方藥包含生脈飲或蔘苓白朮散。

比較需要注意的是，幼兒普遍脾胃功能較弱，但因現代快節奏的生活步調，很多家長都會讓小朋友吃所謂的外食、速食，但其實食用過量的肥膩食物，容易運化不開而導致積滯，所以在日常飲食中，還是得多多注意孩童的營養均衡。

青年期（十九～二十九歲）

門診中也常見此年齡層病患，有因即將投考研究所面臨的課業壓力、有面臨求職時同儕競爭壓力、有男女朋友因求職或生涯規劃即將分隔兩地的情感壓力、有即將投入職場的適應壓力、有面臨與本科系興趣不同而欲轉職的壓力、有情侶初出社會同居生活習慣不同的壓力，他們不約而同都陷入蠟燭多頭燒、壓力爆表而導致腸胃功能失調的狀況。

青年期在這個階段常出現的腸胃症狀是腹瀉、便祕，或是交替性的腹瀉與便祕出現的「大腸急躁症」。接著就是多數患者因爲缺乏對此疾病認識，多半誤以爲只是一般腸胃炎而延誤就醫，甚至有人誤把腹瀉當減重或排毒藉以維持體態，往往造成身體更大的消耗，直到影響生活後才來求醫。

中壯年（三十～五十九歲）

中壯年族群中，在門診最常見是偏頭痛、長年頭痛的患者，而長時間觀察下來，我們也發現這些患者不單只有頭痛問題，絕大部分的患者還伴隨便祕的問題。如同前面有跟大家提過的，中醫認為脾主升清，當清陽不升、濁氣不降，就會出現頭痛眩暈、胸悶腹脹、疲倦等症狀，通常這樣的患者，會加入大黃或芒硝等用藥，把腸道裡面的宿便毒素清一清，結果宿便一清空，頭痛問題也一併解決了。

此外，還有一些女性患者，主訴月經量少、血塊偏多，這類型患者的手腳一年四季都是冰冷的，再進一步詢問以後會發現，她們經常軟便，且經期前一週容易腹瀉，這就符合我們中醫所謂的脾胃氣虛。中醫認為脾胃乃氣血生化之源，當氣血生化來源變少了，也就是月經的原料變少了，當然月經量也會減少，所以基本上月經量少的患者，會酌以給予當歸芍藥散，或是歸脾湯等方藥，以強壯脾胃，增加氣血生化來源，如此月經量自然也會增加。

老年人（六十歲以上）

「耳鳴」，是老年人因脾胃問題常產生的症狀之一，通常這些長輩到耳鼻喉科檢查，醫師都會說耳朵沒有器質上的問題。在中醫四診合參中就會發現，這類型的老年人骨骼較纖細、怎麼吃都吃不胖，前述提到清陽不升、濁氣不降就很容易引起耳鳴。

所以這類患者會從脾胃開始做調理，針對耳鳴來改善，包含常用的益氣聰明湯，裡面就有一些腸胃性用藥。再者，很多老年人也會有口氣重濁，舌頭伸出時會發現舌苔厚，就像很多人會說的「老人味」，此時就常用龍膽瀉肝湯，或是小承氣湯、大承氣湯，把腸道的宿便做一次性的清空，慢慢地就會發現舌苔漸漸減少，舌頭逐漸恢復淡紅色，口氣問題也會得到改善。

思慮過多的人，脾胃不會好

自古以來「情志」一直是中醫理論的重要概念之一，中醫所說的情志指的是「七情」及「五志」的合稱。所謂七情指的是喜、怒、憂、思、悲、恐、驚七種精神活動，而五志則爲五臟的情性表現，生成於五臟所藏之精氣。

在《素問．陰陽應象大論》中記載，以五志爲代表，「肝在志爲怒、心在志爲喜、脾在志爲思、肺在志爲憂、腎在志爲恐」，將人的情志活動分屬於五臟，同時也是五臟的功能活動之一，而情志過激也會損傷五臟功能。

中醫認爲「思傷脾，脾在志爲思，思則氣亂，過思則傷脾」。過度的思慮會使脾的升降功能紊亂，脾氣鬱結、運化失健，影響體內氣機的正常運行[1]。脾與胃爲表裡之臟，一屬陰一屬陽，當我們的脾胃失調，消化吸收的功能也會跟著受到影響，可能會出現食慾差、食量減少、腹脹、腹瀉、大便軟、形體消瘦或外觀憔悴等表現。

情緒不好，最容易反映到脾胃

門診曾經有一位三十歲左右的女性，因長期失眠的問題前來看診，目前

1 中醫理論裡的「氣機」，指的是氣的運動。基本上氣有四種運動的方式，分別是升、降、出、入，若氣停止，人的生命也會終止。

攻讀博士學位中，自述有長期焦慮且課業壓力過大的問題，因爲忙碌造成吃飯時間總是不固定，這陣子又因趕著提交論文，忙得沒日沒夜，睡眠也不是很好，細究後才知道，原來她這幾年來同時也飽受腹痛及腹瀉的困擾。

她曾求診西醫卻遲遲不見改善，每當一忙起來，腹痛、腹瀉的問題就更加嚴重。在中醫學上，其實這就是典型的思慮傷脾，除了影響脾胃正常的氣血生化功能，甚至可能出現心神失養等諸多疾病，如失眠、多夢、神經衰弱等等。

經由中醫治以疏肝健脾的藥物後，症狀獲得大幅改善，生活上提醒她要適時的把壓力釋放，給自己一些喘息的時間。此外，不正常飲食習慣和情緒壓力也非常容易導致脾氣損傷，所以吃飯要定時定量，不可以有一餐沒一餐，或兩餐併一餐解決，並且食物入口後要細嚼慢嚥，才不會影響到消化而損傷脾氣。

四神湯開脾胃，小孩營養易吸收

另一個案例是位六歲小男孩，因爲身材比其他同輩瘦小，由阿嬷帶來看診，還來不及讓醫師開口問診，就急忙地請醫師給予開脾的中藥。一問之下才知道，原來這位孩子的父母平時在台北工作，直到週末才能回到雲林看小孩，小孩思念父母親所以都不太愛吃飯，原本出生是三千五百克的健康寶寶，現在卻顯得瘦弱且不開心。

這是在鄉下常見的案例，許多年輕夫妻因在偏僻的家鄉找不到適合的工作，必須前往鄰近城市尋求更好的工作與更高的收入，相對的就必須犧牲與小孩相處的時光。小孩子思念父母親，自然情緒也受到影響，而年事高的阿公阿嬷疼孫子的心不言可喻，想吃糖就給糖，想喝汽水就給汽水，造成小孩零食不斷、正餐不吃的怪現象。

「四神湯（四臣）」這一帖藥膳，可以起到健脾養胃的作用，和豬肚、豬腸或排骨一起燉煮，讓脾胃功能正常，自然就可以長肉。中醫這一味流傳許久的古方，可說是一般體質都適用，口味又受到小孩子喜歡。

經過阿嬤的好手藝，數帖藥膳過後，小孩子的胃口好轉，營養吸收更快速，不到幾個月時間已經追上同年齡的同學。不過成長中的小孩子終究是需要父母的關心，拜科技所賜，現在每天下課他的爸爸媽媽都會與他視訊通話，父母的關心也帶給他心靈的滋養，孩子現在總是開開心心的。

氣鬱體質易思慮，放輕鬆易健康

其中以「氣鬱」體質最容易產生思慮、煩躁、發火的情況，大多是因長期煩悶、壓力過大、情志不暢所致。長期的氣鬱會影響氣血瘀滯，久而久之就容易生病。

在中醫裡常說的「氣血」，「氣」是可以維持我們人體生命活動的能量，而「血」則是供給營養的主要物質，脾爲後天之本，同時也是氣血的生化之源，氣血的生成更是直接影響脾胃的健康。所以說「學會放輕鬆」，是生活中必修的一堂課，對於生活步調緊湊的現代人來說，學習放輕鬆，的確對身體健康是利大於弊。

穴道按摩

1. 中脘（圖1-3）

位置：位在身體中心線上，距離肚臍上方約四寸（六指橫寬）的地方。

功效：可促進腸胃蠕動、舒緩胃部鬱結之氣。

2. 足三里（圖1-4）

位置：位在外眼膝下，膝蓋凹陷約下方三寸（四指橫寬）處，左右各一。

功效：改善脾胃虛弱。

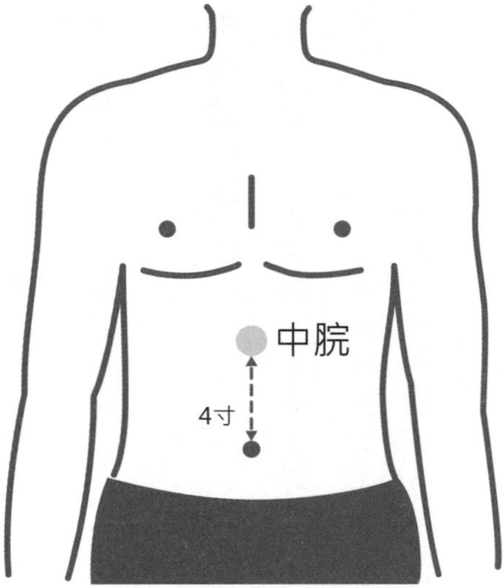

圖 1-3 中脘

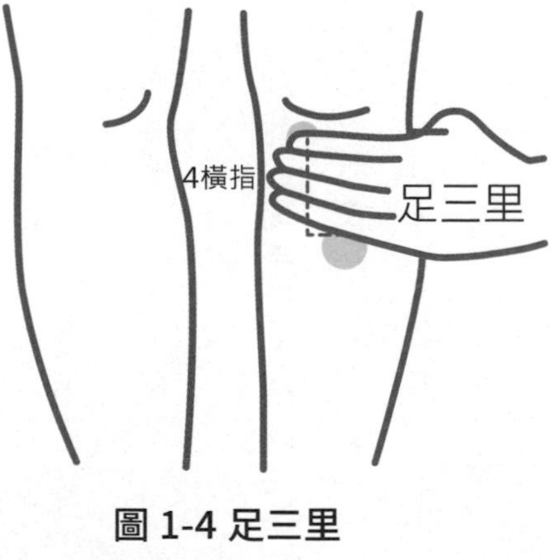

圖 1-4 足三里

3. 陽陵泉（圖1-5）

位置：膝蓋下方約一寸（大拇指橫寬）的地方，可摸到圓骨的凸出部，窗的前方有一個凹陷處，陽陵泉就在凹陷處的中間。

功效：可舒緩鬱悶時的筋骨緊張。

4. 內關（圖1-6）

位置：手掌朝上彎曲手腕，用手指觸摸關節附近的內側手臂，橫紋向手肘方向二寸（約三指橫寬），位於手臂的二條筋之間，左右各一。

功效：舒緩呼吸系統及循環系統的障礙。

5. 膻中（圖1-7）

位置：在左右兩邊乳頭的正中點，與胸骨中線的交接點。邊按邊揉。

功效：可舒緩心悸、胸悶的緊張。

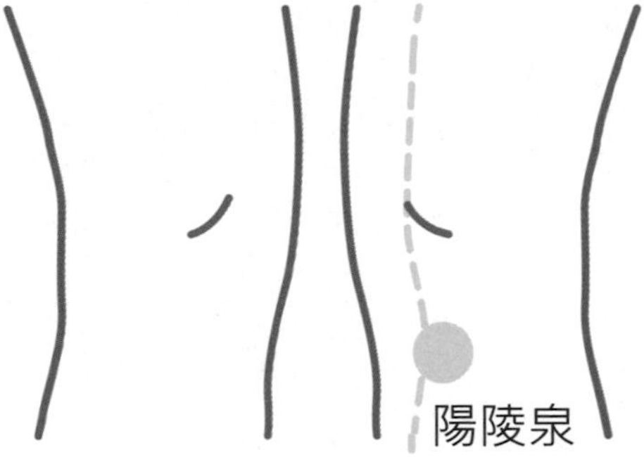

圖 1-5 陽陵泉

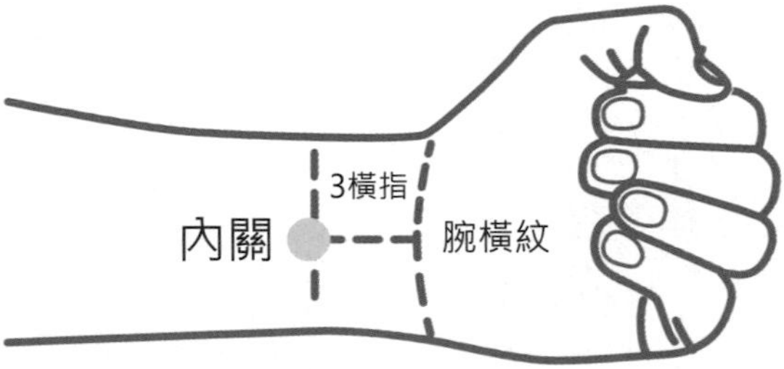

圖 1-6 內關

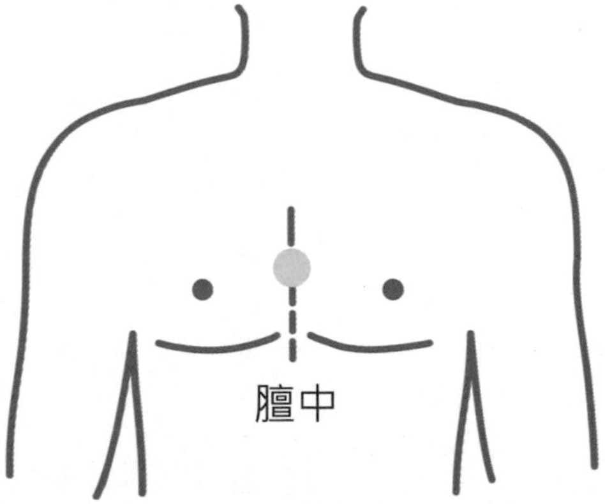

圖 1-7 膻中

中藥湯品（健脾和胃）

⊙四神湯（四臣湯）

材料：芡實三錢、蓮子三錢、淮山三錢、茯苓三錢、豬腸半斤（改成排骨、豬肚亦可）。

做法：

①先將豬小腸處理乾淨，整條汆燙後不要剪開，備用。若是用排骨，也是先清洗汆燙後，備用。

②芡實、蓮子、淮山及茯苓用水洗淨後，加水浸泡二十分鐘，然後把主要食材放入鍋中，加入適量的水，用大火煮滾後，撈掉浮沫後改爲小火，煮至熟爛，最後再放入當歸煮出香味即可。食用前，再將豬小腸剪成適口小段，再滴幾點米酒提香。

功效：四神與豬腸（豬肚、排骨）燉煮後食用，能溫脾健胃、扶正體弱勞累者之功效。除有溫脾、健胃、補腎、利濕的作用外，豬肚、豬腸或排骨本身有顧脾胃的效用，可增強藥膳的功效，對於腸道虛弱、消化不良、腹瀉者，四神湯是一道最佳藥膳。

中藥茶飲（疏肝理脾）

1.玫瑰花草茶

藥材：玫瑰花十朵、洋甘菊十克、黨蔘五克、黃耆十五克、炙甘草五克、大棗五顆。

做法：將藥材用清水沖十五秒，接著放入滷包袋或茶包袋中，加入一千

CC的冷水，大火煮滾，轉小火，熬煮三十分鐘後，熄火燜五分鐘，過濾即可飲用。建議溫熱飲。

2.佛手柑茶

材料：佛手柑十五克、陳皮十克、生薑三片、適量蜂蜜。

做法：將佛手柑、陳皮等藥材洗淨，加入生薑，以八百CC冷水一起煮沸，熄火燜五分鐘，再加入少量蜂蜜調味，即可飲用。

功效：佛手柑具有健脾養胃、理氣止痛等作用，可以治療消化不良、食欲不振，如有長期的胃病的人，也可以消除胃痛，對於便祕或拉肚子，也可以達到雙向調節的作用。陳皮可理氣消脹，生薑也可溫胃、止嘔、整腸健胃，蜂蜜也可養胃。

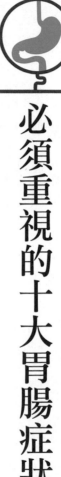

必須重視的十大胃腸症狀

不少人會認爲，當脾胃出狀況時就會有胃痛、腹瀉、腹痛、腹鳴等現象，其實脾胃所涉及的範圍相當廣泛。以下這十種症狀，會時常發生在日常生活當中，但很多人卻不會注意過，當這些日常的症狀開始跟以前不一樣時，請務必多加留意，因爲很有可能代表你的脾胃出問題了。

一、打嗝

每個人都會有打嗝的經驗，打嗝是因爲橫膈膜受到刺激、痙攣而引起的收縮。在中醫上橫膈膜又稱爲「膏肓」，膏肓是位在背部的穴道，屬「足太陽膀胱經」，從第四胸椎棘突下、旁開四指幅寬處，肩胛骨內靠近中線的位置。

從以中醫的角度來看，打嗝又稱「呃逆」，爲胃氣上逆所引起的現象，像是吃太飽、吃太快、吃太多產氣的食物、情緒壓力等等，都有可能會造成打嗝，一般短暫且可以自然停止的打嗝，皆屬於正常的生理現象。

但如果是過於頻繁地打嗝且伴隨著胃部不適、咽喉灼痛、胸口悶痛感，很可能是胃部疾病所引起，例如胃食道逆流、胃潰瘍、十二指腸潰瘍等等。

此外，腦部腫瘤、中風、頭部外傷等中樞神經出現問題的患者，甚至某些類型的癌症，都可能會出現頑固性呃逆，建議當打嗝停不下來時，應及時就醫，找出病灶對症治療。

二、放屁

中醫將放屁、排氣稱之爲「矢氣」或「屎氣」。雖說人吃五穀雜糧會放屁，是人體的正常生理反應，但是若放屁不斷且奇臭無比，那就是一種病理的現象。在正常的情況下，吃進去的食物經脾胃的運化，在腸道消化蠕動後，部分的物質會化成精微（營養），被人體吸收使用，剩下的殘渣就會藉由尿液或排便的降濁功能，排泄出體外。

在這個過程中所產生的氣體會從肛門排出，也就是放屁。每一個人都會放屁，適量的放屁對身體是有利的，反映著體內的氣機通暢。但如果出現以下這些放屁類型就需要多多留意，有可能是身體疾病的症狀。

【多屁】

在中醫認爲，經常性的放屁並非是在排毒，而是腸道消化不良，或是腸道壞菌太多時所引起的。正常來說，一天的放屁次數在十四～二十六次皆屬正常範圍，若超過這個數字就代表多屁。當脾胃虛寒時，排氣會變多但不臭；若脾胃濕熱，排氣不但多且臭。基本上放屁次數過多，大多和腸胃功能有關，例如腸躁症、便祕等，都可能引起多屁的症狀。

【臭屁】

中醫認爲，經常排臭屁，是腸胃較虛、消化不良，脾胃濕熱讓腸胃運化停滯所致。而大多數的屁是無氣味的，會有臭味的原因多來自於「硫化物」

的成分，和日常飲食有相當大的關係。經常暴飲暴食、進食過多的燥熱食物，例如起司、紅肉等，這些黏膩難消化的食物，都會導致腸胃運作失常，也更容易造成難聞的屁味。

此外要特別注意的是，當腸道發生病變，例如潰瘍、慢性發炎、腸道有出血，甚至惡性腫瘤等現象時，排出的屁味也會更加刺鼻。

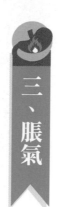

三、脹氣

現代人生活步調快，除三餐飲食不正常外，若再加上暴飲暴食、吃飯速度囫圇吞棗，多半都會飽受脹氣問題困擾。通常在進食時，會把空氣一併往肚子裡吃進去，很容易就會發生脹氣的情況。空氣若是從大腸出來，就是

「放屁」；若是從嘴裡出來，就是「打嗝」、「噯氣」，而會造成脹氣的主要原因，大多還是和飲食習慣與情緒壓力有關。

脹氣最常發生在吃壞肚子或吃到腐敗的食物、胃痙攣、腸絞痛等情況，但長期找不到原因，或是突然發生且無法緩解的脹氣問題，就要考慮其他病因的可能性，像是胃發炎、腸道感染，甚至是癌症等，都可能造成胃脹氣。就以大腸癌來說，腫瘤會阻塞腸道而導致腹脹，早期的胃癌通常也沒有太多症狀，大多以上腹部脹氣或消化不良等模糊症狀表現。

四、便祕

許多人對便祕的定義是，兩三天沒有排便就是便祕；或就算有定期排便，但大便乾硬、需要費力排出，也是便祕；或者是大便雖然稀軟，但總有排不乾淨的感覺，也說是便祕。

在中醫上認爲，便祕大致有四種證型：

❶ **腸胃燥熱**：飲食不正常、吃過度辛辣、油膩的食物。

❷ **陰寒凝滯**：喜歡吃生冷食物。

❸ **氣血不足**：久病體虛，像是有糖尿病、急慢性腎病、腎發炎的患者，尤其是老年人。

❹ **氣機不通**：久坐少動、情緒憂鬱、容易煩心者。

大部分的便祕都可以透過飲食或生活習慣來調整，但當你的便祕型態伴隨著這些症狀，還是建議需考慮就醫，以免症狀惡化。

五、腹瀉

腹瀉在中醫裡面稱之爲「泄瀉」，認爲「泄瀉之本，無不由於脾胃」，可見腹瀉和脾胃的關係最爲密切。泄瀉是指，排便的次數增多、糞便稀薄，瀉出如糊狀或含未消化的食物，且一年四季都會發生，以夏秋最爲多見。脾胃氣虛者，也會伴有脫肛的症狀。

腹瀉主要是由病毒、細菌感染所引起，原因包括食物不潔、食物中毒、食物寒涼、消化不良等。約有八成患者是屬於急性腹瀉，而慢性腹瀉致病原因比急性複雜，例如克隆氏症、潰瘍性腸炎、腸道感染性疾病，甚至是大腸癌、小腸吸收不良等病症，都可能有長期腹瀉且排便帶血，甚至還有體重下降或貧血等症狀。

急性腹瀉是指，一天之內腹瀉超過四次，且持續超過三天、甚至是兩個星期都未能緩解，患者可能會有脫水的現象，尤其是發生在身體比較虛弱的年長者及幼童時，要更加留意，恐會有大量脫水，甚至產生休克的情況發生。而慢性腹瀉則是，腹瀉情況超過兩個月都未有改善，且體重有明顯下降或貧血的情況發生。

六、腸鳴

腸鳴又稱叫腹鳴，是指腸動有聲。中醫認為，若鳴響在胃部，是為中氣不足、胃腸虛寒；若腹中腸鳴如雷，多為風、寒、濕、邪，以致腸胃運作紊亂所致；腹內有腸鳴聲，會有腹脹、胃腸功能傳導減弱所致。

有些人的肚子動不動就咕嚕咕嚕叫不停，肚子餓也叫，不餓也叫，每當在重要場合或安靜的場所都會讓人瞬間尷尬。當腸內好菌、壞菌、菌體失調而產生大量氣體，使腸胃內容易產生幅度過大或異常移動時，就會出現「腸亢進」，也就是腸鳴的現象。

短暫的脹氣腸鳴不大會被視為疾病，但若腸鳴次數增多、聲音增大且伴隨其他不適，如腹痛、腹脹或食慾低下等，或是腸鳴時間超過一個月以上，就可能表示有腸胃發炎的症狀，最好安排檢查，排除是否有長息肉、腫瘤等疾病。

七、厭食

中醫厭食稱之為「納呆」，主要是脾胃功能失調所致，也是一種進食障礙。厭食可分爲三種證型：

❶ **脾氣胃虛型**：通常患者精神較差、臉色枯黃、拒食、易出汗、舌苔薄白，稍微進食，糞便呈稀薄或含有不消化的食物殘渣。

❷ **積滯不化型**：通常患者形體偏瘦，食之無味，也沒有食慾。

❸ **胃陰不足型**：通常患者容易口乾舌燥、皮膚乾而無光澤、大便乾燥、舌苔少且偏紅，不喜歡進食。

一般會從疏肝解鬱進行調理，並加以調理脾胃，都可以獲得很大的改善。當自己或是身邊朋友有以下症狀時，就可能要警覺有厭食的發生：

①突然開始挑食。

②明明沒吃多少東西，卻突然開始劇烈運動。

③吃完東西就開始催吐。

④ 體重極速劇減。
⑤ 注意力不足、情緒焦慮。
⑥ 過度在意自己的體重變化。

八、暴食

上面提到的厭食，暴食行爲障礙也是飲食失調的一種疾病，中醫認爲的暴食是屬「脾胃濕熱」夾帶肝鬱體質。所謂暴食的定義是指，無法控制過度的飲食行爲，診斷準則包括：

① 無法控制自己進食（包含份量）。
② 過度進食後會有強烈的罪惡感，並用激烈的補償性行爲避免體重增

加，如催吐、服用瀉藥、灌腸等。

③以上行爲在一周內出現兩次以上，並持續三個月就可能有暴食的傾向。

在治療上除了緩解焦慮的情緒，同時一併改善因暴食所引起的脾胃失調，著重在健脾利濕、疏肝理氣。

九、燒聲、久咳不癒

一般來說，沙啞或是咳嗽，很多人的直接反應都會認爲是支氣管發炎，或者是肺部出現問題，但其實排除掉肺部疾病的因素，有些腸胃問題也會造成喉嚨沙啞或久咳不癒等現象，最常見的就屬於胃食道逆流。通常由胃酸引起的咳嗽症狀，往往會伴隨著喉嚨卡卡以及胸口灼熱感，躺下時症狀更加劇。

十、大便出血

《黃帝內經》云：「肝受血而能視，足受血而能涉，掌受血而能握，指受血而能攝。」由此可知，血對健康十分重要。以中醫的觀點來看，便血也稱之為下血。有些患者便血情形有一段時間，但卻一直認為是痔瘡所引起的現象，忽視了便血的警訊。

若以初步的出血顏色來做簡單的判斷，痔瘡出血的顏色多為鮮紅，而腸胃道出血或是腫瘤所造成的出血顏色，因為在腸胃道停留的時間較長，所以往往會偏暗紅色，甚至為黑色，但並不代表鮮紅色的血便就都是痔瘡所引起的。若腫瘤的位置靠近肛門處時，也會排出鮮紅色的血便。當出現便血症狀時，若伴隨著腹痛或大便形狀改變時，最好可以盡快的安排就醫檢查。

檢測自己是屬於哪一型的脾胃失調

胃陰不足型

胃陰不足型			
問題	沒有	偶爾	總是
1. 經常熬夜	0	3	5
2. 容易感到口乾舌燥	0	3	5

3. 大便偏乾	0	3	5
4. 不喜歡喝水（每日喝水量不足八百CC）	0	3	5
5. 三餐不定時，常常餓過久	0	3	5
總計			

※總分在十二分以上，就算是胃陰不足型。

胃陰不足，也就是中醫所說的「胃陰虛」，主要原因即爲胃的陰液（津液）[2]滋養不足。很多社會新鮮人或經常熬夜的人多爲此型，常常因三餐不準時吃，餓了也不吃，或是忘記喝水而造成。

建議這一型的患者要從生活作息開始調整，除了養成三餐的規律飲食、

2 陰液：陰之清爲津液，陰之濁即爲痰。

多補充易消化的食物，更要注意每日喝水的量也要足夠（一天飲水量＝體重×三十三～四十），更要早點入睡。

脾胃虛寒型

脾胃虛寒型	問題	沒有	偶爾	總是
	1. 容易腹脹、腹痛、大便不成形	0	3	5
	2. 食慾不佳、經常胃痛	0	3	5
	3. 皮膚顏色偏黃，無光澤	0	3	5
	4. 容易疲倦或不喜歡說話	0	3	5
	5. 手腳冰冷、四肢容易浮腫	0	3	5

總計

※總分在十二分以上，就算是脾胃虛寒型。

脾胃虛寒主要的原因，多出在飲食習慣不正常，特別是喜歡喝冷飲，是許多現代人難戒的習慣，此外，過度食用寒涼、生冷的食物，也容易傷害體內陽氣，導致脾胃虛弱。建議這一型的患者，在生活作息上應少喝冰冷的飲料、避免過度節食，應重視禦寒保暖、祛溼除寒，在每年的三伏天或是冬季四九天時，也能透過三伏貼的敷貼來達到陰陽平衡、祛病的效果。

腸胃濕熱型

腸胃濕熱型			
問題	沒有	偶爾	總是
1. 經常吃炸物或速食	0	3	5
2. 脾氣容易暴躁	0	3	5
3. 大便不爽，常有排不乾淨的感覺	0	3	5
4. 經常有噁心感（嘔酸）	0	3	5
總計			

※總分在十二分以上，就算是腸胃濕熱型。

這類型的患者同樣也是飲食導致的脾胃濕熱，尤其是特別喜歡吃油炸物、飲酒的人，更容易有脾胃濕熱的問題。建議飲食方面的調整應以清熱祛濕、健脾和養胃爲主，同時也避免吃過度辛溫助熱的食物，像是油炸物、口味過重，或是辛辣食物等，更不可盲目的進補，應該在醫師的指示下進行，否則更容易造成身體不適。

寒濕阻滯型

寒濕阻滯型			
問題	沒有	偶爾	總是
1. 經常胃痛，尤其吃了生冷的食物後加劇	0	3	5
2. 比起吃肉更喜歡吃菜，是蔬菜愛好代表	0	3	5
3. 怕冷	0	3	5
4. 經常腰痠背痛	0	3	5

5. 喜歡喝冷飲	0	3	5
總計			

※總分在十二分以上，就算是寒濕阻滯型。

一般來說，大部分人都會認爲多吃蔬菜水果就是胃腸好，但其實過量的食用蔬菜，反而容易讓體內累積過多的寒濕。因爲大部分的蔬果都屬於涼性，如果常吃寒性食物、飲食不均，且又缺乏運動，就容易使脾經運作功能受阻，而造成水分鬱滯於體內，所以這一類型的患者也特別容易水腫。

食滯腸胃型

食滯腸胃型			
問題	沒有	偶爾	總是
1. 飯後容易胃不舒服	0	3	5
2. 喜歡吃吃到飽	0	3	5
3. 吃飯速度明顯比別人快	0	3	5
4. 經常打嗝，且打嗝伴隨腐臭味	0	3	5
總計			

※總分在十二分以上，就算是食滯腸胃型。

這一類型的患者飲食習慣大多爲「快快快」，也就是吃東西又快又多又急，簡單來說就是飲食不節制而導致脾胃功能失調。建議可以少量多餐，進食速度減慢並細嚼慢嚥，口味儘量清淡，減少辛辣、濃油、重鹹、重甜的食物，才能改善腸胃的不適。

肝胃不和型

肝胃不和型			
問題	沒有	偶爾	總是
1. 工作或課業壓力大	0	3	5
2. 情緒不安、容易緊張	0	3	5
3. 常常心情不好，容易情緒低落	0	3	5
4. 失眠	0	3	5
總計			

※總分在十二分以上，就算是肝胃不和型。

長期的思慮過度會傷脾胃，主要脾主升清，胃主降濁，共同承擔食物吃進去後的消化與營養物質運輸與分布。而情緒異常和五臟中的「肝」有著密切的關係，容易出現肝氣鬱結的現象，中醫認爲情緒會導致脾胃不和、脾失健運，所以在日常生活中則應該要多放寬心，不要過於堅持或鑽牛角尖，保持良好的心態。

順「便」觀察很重要

自我檢視脾胃健康的方法有很多種，其中，觀察自己排便的狀況是一個很重要的指標。

中醫有「看便識病」的方法，就是依照排便的次數、色澤、粗細、形狀、氣味等等，來評斷患者的體質或疾病，也可以反映出五臟六腑、身體氣血是否通暢。

規律的排便次數

一般來說，正常人一天會排便一～二次，但有部分的人可能因爲本身體質的關係，每天的排便次數會再增加個一～二次，也就是一天三～四次，這都屬正常排便次數的範圍。在門診中也遇過患者，大概二～三天才會排便一次，擔心這樣是不是便祕，其實只要有規律的排便頻率、次數不要過於頻繁，大多可以不必過度擔心。若每週排便的次數小於兩次，才算是便祕。

大便形狀、硬度和氣味，都與脾胃消化有關

糞便裡水分佔七十五％，固態佔二十五％，一半是食物殘渣，一半是腸

道細菌。正常的糞便形狀像「香蕉」最爲理想，且質地軟而不沾黏馬桶，水一沖，毫無殘留；若容易黏馬桶，或大便不成形（大便溏薄）、水瀉，代表「腸胃濕濁」，因腸道蠕動太快讓水分無法正常吸收，很可能是病菌感染或腸躁症所引起。

若形狀太細，代表心肺功能不佳，有氣虛的問題。若出來是一節一節的，表示糞便在腸道滯留時間較長，或是肛門括約肌無力所造成。若是像羊屎一樣又小又硬，代表糞便已在腸道滯留過久，水分早已被過度吸收，這也表示腸道蠕動速度太慢，很可能糞便中的有毒物質已大量囤積在體內了。

正常大便的氣味應是偏微臭的，而臭味是關係到腸道內好壞菌的比例，味道越臭，表示壞菌越多。此外，若平時飲食中攝取較多蛋白質的食物，像是豆類、肉類，或含有蔥、蒜、韭菜等含硫的辛香料，糞便的氣味也會比較臭。若大便帶有酸味或燒焦味，可能是消化不良所導致的。

平常若是吃得很清淡，像是水果蔬菜攝取的量比肉類、蛋白質都還要多時，那大便的氣味是比較不會臭。要注意的是，平常若是吃得清淡，但大便卻是其臭難聞，這和腸道狀況不是很好有關，應盡快就醫檢查，嚴重有可能是大腸癌所造成的。

大便顏色和脾胃很有關係

正常大便的顏色應該是呈「黃色」或「黃褐色」。它的顏色來自膽汁和腸胃道細菌所產生的作用，而「黃褐色」是最理想的顏色。一旦發現自己糞便顏色異常，有可能是脾胃部份發生疾病，應提高警覺盡速就醫，避免延誤病情而造成遺憾。

1. 紅色

排除紅肉火龍果、甜菜根、紅蘿蔔、蕃茄等紅色食物因素，如果糞便表面上有鮮紅色的血，或是排便後滴血、馬桶內噴得到處是鮮血，大部分的原因是痔瘡、肛裂所引起的。若排出爲暗紅的血色，有可能爲下消化道出血引起，例如小腸末端、大腸潰瘍。總之糞便帶血就要特別留意，有直腸癌或是急性出血性腸炎的可能性，絕不可輕忽。

2. 黑色

有些人在服用中藥，或是攝取含鐵量較高的食物如菠菜，或是服用鐵劑、治療幽門螺旋桿菌的鉍劑時，排出來的大便是黑色且黯淡無光。若大便出現像瀝青般黑色、油亮的狀態，可能是上消化道出血，最常見的部位就是胃或是十二指腸，這是因爲血液在腸內的停留的時間較久氧化，而使大便顏色變成黑色。

3. 墨綠色

大便會出現綠色或墨綠色的原因，大多和飲食問題有關，有可能是吃了大量的綠色蔬菜或是食用色素所引起的，通常在幾天後大便會恢復正常。若是腸胃失調、食物被消化太快、腸炎或腸胃道出血，大便也會出現綠色的情況，不得不多注意。

4. 灰白色

正常的大便顏色應呈黃褐色，那是因爲有膽汁參與作用的關係，但當大便顏色呈現灰白色，表示是膽管受阻而導致膽汁分泌不足，膽汁沒有分泌到腸胃道裡，大便內少了膽汁，常見的疾病包括胰臟癌、膽道癌、膽囊癌等腫瘤問題，都可能形成灰白色的糞便，應該進一步檢查肝膽或是胰臟功能。

體質與大便表現

體質	大便表現
陽虛	大便難排出但不硬，數天一次，怕冷。
陰虛	大便乾燥且硬，量少，口乾。
氣虛	大便多天一次，但不乾硬。有便意，但需出力，便後疲倦無力。
濕熱	大便黏滯解不乾淨，或不成形，大便味臭穢
氣鬱	大便乾燥或想大大不出來，腹脹明顯，噯氣頻作。
血虛	大便乾硬，出力難解出來，頭暈、心悸。

便祕依賴瀉藥，讓腸道失去自我蠕動

門診中有一位三十五歲新婚女性患者，因為便祕的關係，長期習慣服用酵素來幫助排便，只要一天沒有吃酵素，她就無法正常排便。剛開始吃覺得還蠻有效的，但才過沒多久又開始出現排便不順的情形，她就開始擅自增加劑量，從原本一天三～四顆，變成一天要八～十顆才有辦法大便，在長期高劑量的服用下，讓她的腸道產生依賴性而失去自我蠕動的能力。

就診時請她把酵素帶過來給我看，發現裡面竟含有大量番瀉葉的成分，實在危險！番瀉葉是一種藥效快卻容易依賴的瀉藥，服用後雖能立即腹氣通暢，但並非是治本的方法，許多患者會因服用過量出現噁心、嘔吐、腹瀉、腹絞痛、頭暈、臉部麻木等副作用。

雖然番瀉葉在中醫上是常用的瀉下藥，性寒味苦，歸大腸經，中醫多用來治療急性便祕，但若長期使用，會導致腸內壁神經細胞反應降低。也就是說，即使腸道內有足夠的糞便，也無法刺激腸道引起排便的反應，反而加重便祕的情形，久而久之成惡性循環，而患者爲了能排便，就會讓番瀉葉吃的劑量越來越高，反而造成身體的危害。

養好脾胃，排便自然順暢

脾胃的調養，就從日常生活中開始，特別是從每日的飲食小細節裡調整，日後就不會有排便不順的困擾了。

① 規律飲食，少量多餐，七分飽，不餓過頭。

② 多吃麵食類的發酵食物，少吃精緻食品及純白米飯。

③盡量避免吃粗糧、高纖、加工食物，以免破壞胃黏膜屏障。

④避免吃刺激性、過酸的食物，才不致增加胃酸分泌、刺激胃黏膜。

⑤攝取足夠的蔬果量及喝足夠的飲水量。

（每天至少要吃三份蔬菜與兩份水果蔬菜，一份大約是煮熟後半個飯碗的量。水果一份相當於一個拳頭大小。每天水分攝取爲體重×三十三～四十）

養胃健脾的重要經絡和時機

在中醫的觀念裡，每一個時辰都有對應的五臟六腑，因此在養生上應該要順應時辰的變化來做調理。中醫所提到的「脾胃」，是指整個消化系統和對應的經絡、四肢、肌肉、口唇等，脾和胃在中醫上互爲表裡，同樣爲身體氣血生化之源，說它們是人體最重要的「發電機」一點都不爲過！把握特定時辰，讓養生效果更加乘，也就是所謂天人合一的順時養生。

食物經由胃的消化吸收轉化爲生化氣血的食物（水谷精微），接著再透過脾運輸到身體需要的地方，這種相輔相成的作用，讓「養胃」和「健脾」

是密不可分的。

養胃健脾的四大黃金時間

1.【卯時】早上五點～七點／大腸經／排便的最佳時機

這個時間點最適合排便，主要是卯時時大腸經旺盛，大腸具有吸收水分、調節水分代謝、排泄體內廢物的功能，所以這時起床，就先從喝一杯溫水開始，可以濕潤口腔、食道管、胃黏膜，同時也可以沖刷附著在黏膜的黏液和膽汁，並促進胃腸的蠕動，還可以補充夜晚流失的水分。

要注意的是，早上這一杯溫水不用補充太多，大約一百CC左右即可，過量反而會沖淡胃酸而影響消化，更不能一起床就喝涼水冰飲，容易對胃部造成刺激。

2.【辰時】上午七點～九點／胃經／用溫熱的早餐啟動護胃隊

這個時間點是上學上班的通勤時間，有一部分的人會選擇多睡三十分鐘而不吃早餐，千萬不可！這個時間是飲食入於胃，開始進行消化與營養物質運送，分布到全身的最佳時機。

胃主受納，即是接受的意思，如果此時不吃早餐會影響脾胃運化功能，也會間接影響到生長發育，以及新陳代謝功能。

此外，很多人喜歡在早上來一杯活力的冰果汁或是精力蔬果汁，其實這樣是很傷胃的！早上的第一餐還是以溫熱的食物來暖和我們的身體，而需要補充精力的果汁，建議留到餐後再來飲用，以免造成脾胃虛寒。

3.【巳時】上午九點～十一點／脾經／將營養運送至全身，宜鍛鍊養脾

脾主運化，就如同上述所說的，若沒有吃早餐，也就不會起到脾胃運送營養的作用，長期下來就會引起脾胃不和，甚至造成氣血失調的情形發生。而也因脾主肌肉，在這個時候也很適合做一些適當的鍛鍊，達到氣血通暢、強筋健骨的作用。

如此一來，接下來的時間也會感到特別有精神！

4.【未時】下午一點～三點／小腸經／補充水分助排毒

小腸能分清濁，使清氣上升，吸收食物營養後輸送全身，將濁氣往下帶，把糟粕身體不需的廢物送入大腸。很多上班族喜歡在這個時候來個放鬆的下午茶，建議這個時候可以喝杯溫熱的茶飲或多補充水分，來幫助身體消化排毒。

養胃健脾務必要戒宵夜

此外，有許多人喜歡在亥時（晚上九點～十一點）、子時（晚上十一點～凌晨一點）間吃宵夜，這對脾胃的健康其實是一大傷害！一來這段時間是接近一日休息的時間，身體活動量已大幅減少，並以坐姿與臥姿居多，導致腸胃蠕動速度減緩，食物消化時間延長。

再則，子時為膽經運行的時間，全身臟器與氣血正要開始進行解毒與代謝，其中，膽汁又參與消化功能，這一段時間進食，的確會對人體產生一定的影響，最後吃飽後又馬上睡覺，更容易引起肥胖問題和胃食道逆流的發生。若要養好自己的脾胃，還是戒掉半夜吃宵夜的習慣，讓消化系統的負擔不要這麼大，更能降低日後腸胃道疾病的發生率。

以減少腸胃負擔、吸收快、能提供足夠能量爲前提。

郭大維醫師的養胃早餐

1. 健腦五穀粉加無糖豆漿

這一杯不僅有飽足感，同時內含一天所要的蛋白質、脂質、纖維質都能攝取到，既可補腎顧胃，又可強健腦力。

材料：健腦五穀粉：黑豆、黑芝麻、黑桑椹、何首烏、黑米各一百公克。

作法：五～六大湯匙，配合八百CC的熱無糖豆漿。

2. 五百CC熱黑咖啡加香蕉

熱黑咖啡搭配一根香蕉，既有飽足感，香蕉又富含色胺酸，能夠穩定神經，熱量也足夠提供早上工作之需。

3. 五百CC熱黑咖啡搭配三角飯糰

便利商店所販售的三角飯糰，一個熱量都不會太高，大約落在二百多大卡左右，有蛋白質、脂質、碳水化合物，既有飽足感，對腸胃負擔也不會太大。

Chapter

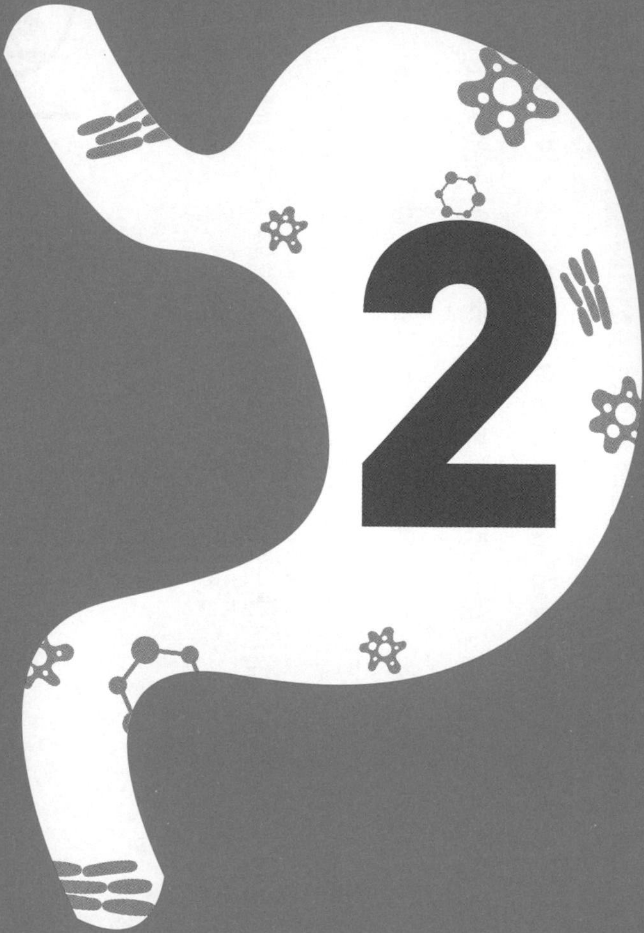

2

常見腸胃病有哪些？

胃脹氣

五十五歲的老陳是位標準的公務人員，平時上班工作時間緊湊，午餐時間也僅有短短十五分鐘，多年來不是扒幾口飯就繼續工作，要不就乾脆節省時間不吃！下班後壓力放鬆，晚餐成為他最快樂的時刻，所有食物來者不拒，吃得越飽心情越是快樂。不僅如此，睡前還要吃些甜點、零嘴、喝幾杯汽水，心滿意足地才上床睡覺。多年來的飲食習慣最近開始讓他出現胃脹氣、排便不順、頻頻打嗝、口臭的問題，已經造成日常生活的困擾。經西醫儀器檢查皆正常的情況下，老陳只有求助於中醫治療。三個月後，造成困擾的症狀漸漸消失，更重要的是，也趁這一次徹底改變年輕時養成的飲食壞習慣。

＊ ＊ ＊

胃脹氣，主要和飲食習慣導致的脾胃受納運化功能失常，或是因情緒壓力所引起的肝膽氣機疏洩異常有關。當脾胃的消化運輸功能失常，就像工廠的生產線壞掉一樣，做好的東西不能往下送，全堵在同一個地方。

中醫指的脾胃類似消化系統，負責消化及運送食物。脾的作用是將食物消化、吸收，胃則是儲存食物，脾胃相輔相成，一方面推動食物，另一方面將養分往下輸送，一旦功能失常，就會造成氣體及食物拚命往上衝，胃氣在上逆的情況下，造成腹脹、噯氣。

若是因情緒壓力所引起的肝膽氣機疏洩異常，和氣機阻滯在脾胃或胃腸有關。

脾和胃在中醫上互爲表裡，「脾主升清、胃主濁降」，脾會把身體裡面清澈的部份往心、肺、頭、目上面運輸，若脾的升清作用失調，不但會腹脹，整個人也容易頭昏腦脹。

胃主濁降，胃的濁氣得降下來，才能讓廢物順利排泄到體外，因此當清氣不升、濁氣不降、滯留或上逆時，就容易引起胃脹氣，常見的症狀包括噁心、打嗝、口臭、噯氣、腹痛、排氣過多、食慾減退等等。

造成脹氣常見的原因

❶ **飲食積滯**：吃太飽、太快或太甜、太油膩，在中醫來說是「傷食」，

很容易造成飲食停積。

❷ **痰濕內阻：**身體的濕排不出去，阻礙脾胃功能運轉，讓肚子脹得難受。經常吃冰冷飲品或過食生冷的瓜果類。

❸ **肝鬱氣滯：**壓力或情緒問題，使肝氣不順，而影響胃的運作失調。

❹ **脾胃虛弱：**身體腸胃虛弱。

❺ **肺胃不和：**過敏性鼻炎（鼻塞）。

此外，也要特別注意「器質性」的腸胃疾病，像是急慢性胃炎、潰瘍，肝炎、膽結石、胰腺炎、肝癌、胃癌等也會出現腹脹的症狀，萬萬不能輕忽，應盡速就醫治療。

中醫典籍早已有「胃脹者，脹滿，胃脘痛，鼻聞焦臭，妨於時，大便難」之敘述。因此在中醫處理的方式，除了針對不同症型予以中藥治療，方藥如疏肝理氣的「四逆散」、消積解脹的「保和丸」、補脾和胃的「四君子湯」等，同時施以針灸治療，再配合生活飲食等衛教，達到更好的治療效果。

改善胃脹氣的方法

要改善胃脹氣，可以從「減少氣體產生」與「幫助氣體排出」來著手。在日常飲食上應避免食用難消化的食物，例如米糕、湯圓、粽子、年糕、飯糰與肉圓等。也要避免食用容易產氣或發酵類的食物，例如蘿蔔、韭菜、蒜、蔥、豆類、地瓜、南瓜、土豆、芋頭、栗子、汽水以及奶蛋類等。

飯後要勤走動，若吃完飯後坐著不動，容易讓腸胃內的食物難消化而產生脹氣的情形，飯後散步一小時可幫助消化，同時也要避免久坐、趴著、躺著。此外，保持心情愉快也很重要，日常要調整緊張或焦慮的情緒，包括生活壓力、情緒緊張、生活不規律與工作型態都可能造成胃腸道功能紊亂，進而引起脹氣或嚴重便祕。

穴道按摩

1. 中脘（圖 2-1）

位置：位在身體中心線上，距離肚臍上方約四寸（六指橫寬）的地方。

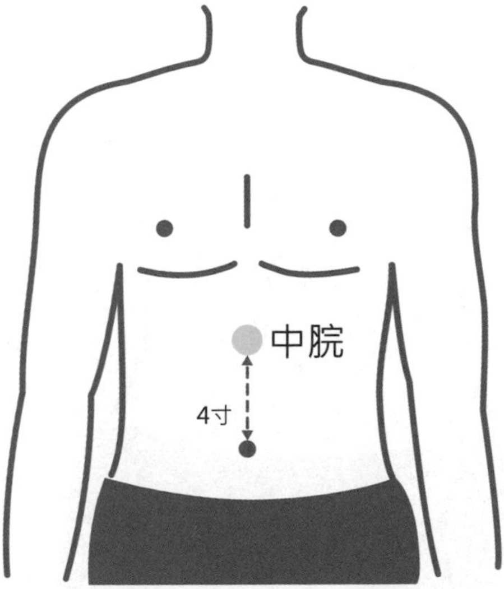

圖 2-1 中脘

功效：可以調節腹部內臟的自律神經叢。

2. 天樞（圖 2-2）

位置：肚臍兩旁約兩寸（三指橫寬）的地方，左右各一。

功效：可以促進腸胃蠕動、治療消化系統有關疾病。

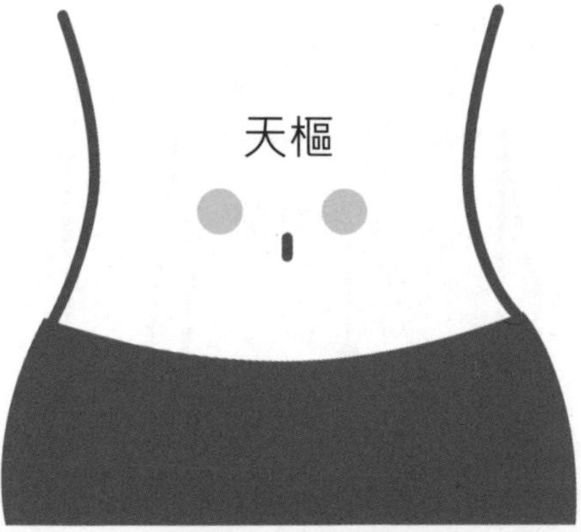

圖 2-2 天樞

3. 四縫（圖 2-3）

位置：位於手掌上，除了大拇指之外的四個手指都有，一手一共四個穴位，在第二指至第五指的第二指關節橫紋的中點處。

功效：改善呃逆、胃脘痛。

4. 水分（圖2-4）

位置：位在肚臍上方，約一個大拇指寬處。

功效：消水腫、促進新陳代謝。

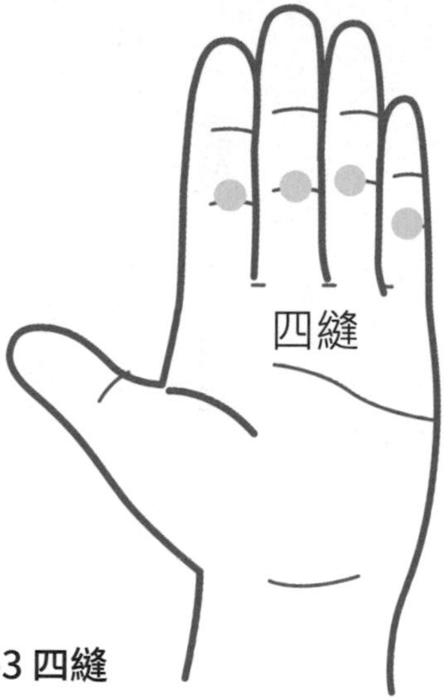

圖 2-3 四縫

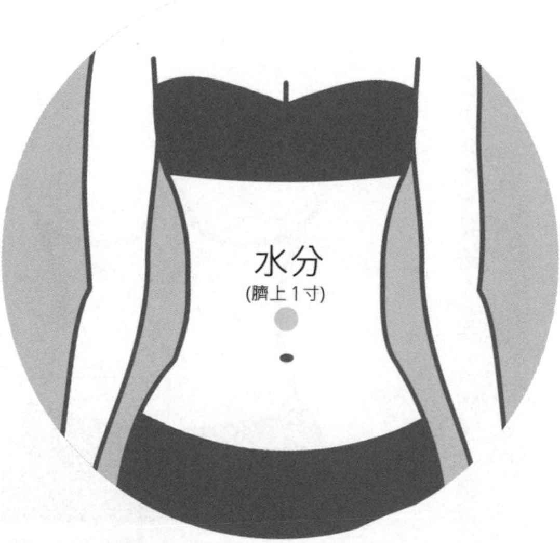

圖 2-4 水分

5. 氣海（圖 2-5）

位置： 位在肚臍下方一寸半（大拇指稍寬）的地方。

功效： 改善消化道疾病，理氣解鬱。

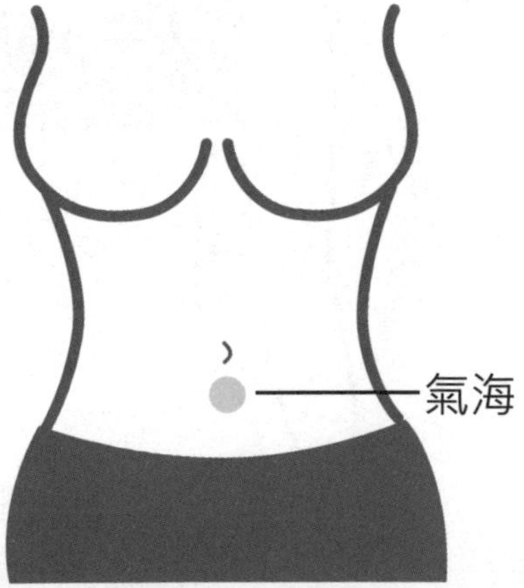

圖 2-5 氣海

中藥茶飲

1. 神麴山楂茶

材料： 炒麥芽、制神麴、炒山楂各三錢。

作法：

①將藥材以流水洗淨、去除雜質、瀝乾備用。

②倒入八百CC左右的沸水沖泡。

③蓋上杯蓋燜五分鐘後，即可飲用。

麥芽、神麴、山楂在中醫藥物學記載皆有消食、化積、健胃又能和胃之效。沖泡飲用可改善飯後飽脹、腹痛或打嗝等不適症狀，但要注意，脾胃虛弱者不可久服多服。此外，空腹不宜多食山楂，以免胃中的酸度急劇增加，出現胃痛甚至潰瘍的現象。

2. 洛神順氣茶

材料：洛神花五錢、炒決明子三錢、廣陳皮一．五錢、烏梅一．五錢、炙甘草一．五錢。

作法：將藥材以冷水沖洗三十秒，包入過濾袋以便重複回沖，放入約一千～一千兩百CC水煮沸後，轉小火熬煮十五分鐘，再燜泡十五分鐘，撈去過濾袋後，即可飲用。

3. 甘露茶

材料：廣陳皮五錢、炒山楂一．五錢、薑炙厚朴三錢、麩炒枳殼三錢、炒麥芽三錢、炒神曲三錢。

作法：將藥材以冷水沖洗三十秒，包入過濾袋以便重複回沖，放入約一千～一千兩百CC水煮沸後，轉小火熬煮十五分鐘，再燜泡十五分鐘，撈去過濾袋後，即可飲用。

藥材介紹

⊙炒神曲

根據《本草綱目》記載，「炒神曲」是麵粉和其他藥物混合之後，經過發酵而成的加工製品，內含酵母菌、維生素B群，有促進消化、增進食慾的作用。味道甘、辛，藥性溫，歸脾、胃經，功效是消食和胃，用於治療飲食積滯而致的胃脹腹痛、食慾不振。

胃食道逆流

三十歲的小美是位剛踏進直播界的主持人，工作和作息時間都和上班族完全不同，生活不僅日夜顛倒，吃飯時間也都不定時。有天起床後發現自己的聲音突然沙啞，總覺得喉嚨卡著異物很不舒服，沒有感冒卻咳個不停，不自覺一直想要清喉嚨，結果到醫院檢查發現竟是胃食道逆流所引起。回家後雖有按時服藥，但情況時好時壞，要靠聲音工作的她，在長輩的建議下接受中醫的治療。經過中藥調理兩個月後，小美不適的症狀逐漸消失，聲音也恢復到原本的甜美。

全台灣每十人當中，就有三到五人有胃食道逆流的困擾，胃食道逆流已經是現代人的常見疾病之一，當胃酸上逆時，胸口會有燒灼感（火燒心），夜間咳嗽、聲音沙啞、喉中異物感、想要清喉嚨等症狀，大大影響了工作效率及生活品質。

大多數胃食道逆流患者的典型症狀除胃酸逆流、胸口灼熱外，比較容易忽略食道異物感、吞嚥困難、打嗝、胸痛、夜眠咳嗽、氣喘等非典型的症狀。

造成胃食道逆流的原因有很多，包括生活、精神壓力、飲食習慣改變等等，都會引起胃酸上逆，甚至也可以觀察到，有越來越多患者的慢性咽喉炎，是因爲胃食道逆流所引發的，所以光是治療咽喉不適的疾病並不能完全改善，必須當成胃食道逆流來治療，才可以得到較好的復原效果。

❶ 情緒內傷：是指七情內傷。七情指喜、怒、憂、思、悲、恐、驚七種精神活動。大部分人的胃食道逆流和壓力、情緒有關，現代人生活工作壓

力大，自律神經失調就容易讓胃酸逆流。在中醫上，情緒壓力容易導致肝氣鬱結、氣機阻滯不通（氣滯）、肝鬱脾虛，造成肝氣橫逆犯胃，產生胃食道逆流問題。

❷ 飲食不調：三餐飲食不正常，過食或不食的人，或喜歡吃高油、高甜、味道濃厚精緻食物的人，按中醫來講就是喜歡「膏粱厚味」飲食方式的人，不僅容易讓脾胃虛弱，影響腸胃的運作失調，也會造成消化不良、胃腸功能紊亂、胃食道逆流、胃灼熱等「胃火熾盛」的問題出現。

要預防胃食道逆流找上門，必須從飲食、體重以及情緒控制開始做起。

❶ 飲食忌口：柑橘、蕃茄、薄荷、巧克力、碳酸飲料、咖啡、茶、高油脂食物、辛辣食物、抽煙、酒精等等，都會加重胃食道逆流的症狀。再者過度進食、吃太快等飲食習慣，也都非常容易造成胃食道逆流。

❷ **體重控制：**根據臨床研究顯示，肥胖與胃食道逆流有著密切的關係。過度肥胖會影響胃部的排空速度，繼而引起胃食道逆流的機率跟著提高。

❸ **情緒控制：**以中醫的理論認爲「木」剋「土」，肝屬木，肝代表情緒。而脾胃則代表土，掌管著消化系統及腸胃功能。生活中大大小小的情緒壓力，都可能使腸胃的消化運作功能受到阻礙。現代人工作忙碌、生活步調緊湊、各種壓力種種因素，都可能引發胃食道逆流。

中醫治療胃酸逆流必須從病灶著手，包括飲食不調、肝氣不順，胃火熾熱、寒邪犯胃（胃中發涼）等，除改善不良的飲食習慣外，會再觀察患者舌頭是否有略紫、苔薄白的情況，做出判斷後並給予中藥，例如加味逍遙散、沙蔘麥冬湯、半夏瀉心湯、旋覆代赭湯等複方，或單味中藥像是「石斛」、「麥門冬」、「黃連」、「吳茱萸」等，這些在臨床上都是治療胃食道逆流很好的藥材，同時再搭配穴位按摩，胃食道逆流的情況會有明顯的改善。

穴道按摩

1. 內關（圖 2-6）

屬手部少陰心經的穴位，位於前臂手掌中線上，手腕橫紋中央上方二寸（三指幅寬），位於兩條肌腱中間。

作用：有助消脹氣、胃痛、反胃、暢通胃氣。

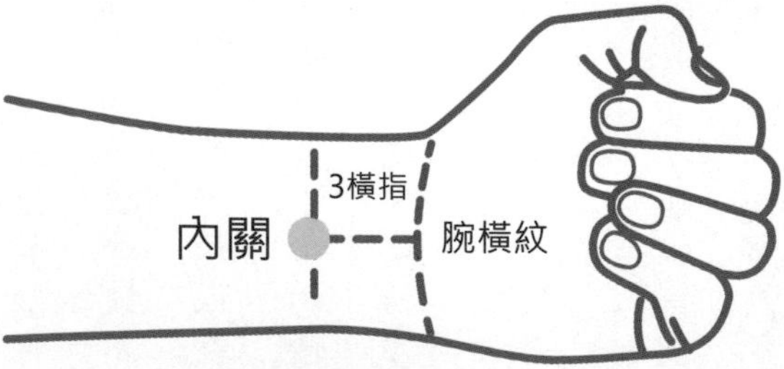

圖 2-6 內關

2. 足三里（圖2-7）

屬足部陽明胃經的穴位，在小腿的正面，脛骨外側一橫指寬、膝眼下方三寸（四指寬）。將食指放在膝眼上，其餘三指自然貼近小腿，無名指下緣所到之處即是。

作用：足三里是顧胃的重要穴位，可消除脹氣、幫助消化。

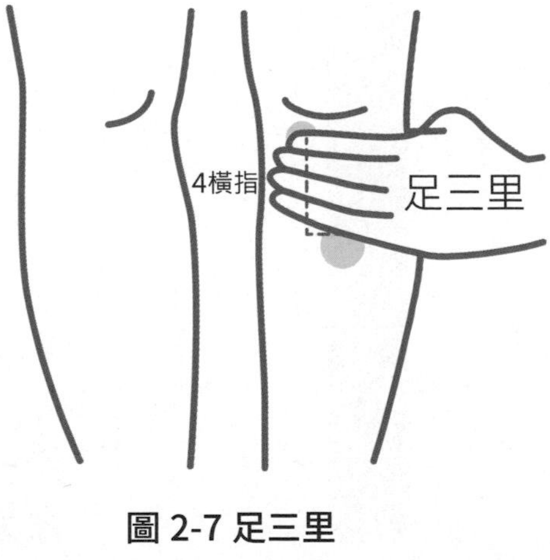

圖 2-7 足三里

3. 內庭（圖2-8）

屬足部陽明胃經的穴位，位於腳背第二趾和第三趾、腳叉縫的凹陷處。

作用：清胃熱、理氣和血。

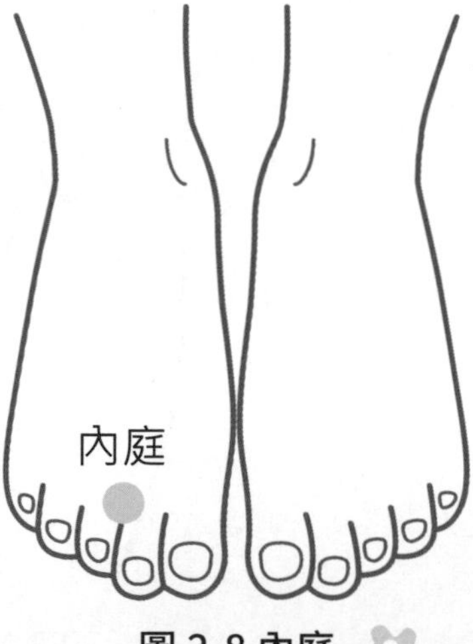

圖 2-8 內庭

中藥茶飲

◎理氣降逆茶

材料：玫瑰花十五克、山楂七．五克、陳皮五克、佛手柑五克。

作法：放入約五百～八百CC水煮沸後，轉小火熬煮十五分鐘，再燜泡約十五分鐘，將藥渣撈起後即可飲用。

藥材介紹

⊙玫瑰花

玫瑰味甘微苦、性溫，規肝經、脾經，有舒肝解鬱、醒脾和胃的作用。

禁用：便祕者、月經期間、孕婦則盡量避免食用。

⊙山楂

味酸、甘，性微溫，有開胃、消食積、化血瘀的作用。

禁用：忌空腹食用。糖尿病患者及懷孕初期者也應避免食用。

中藥湯品

⊙桂圓銀耳山藥湯

白木耳、山藥是具有黏液質的食物，有助腸胃道的黏膜形成，並可減少胃酸刺激而可能導致的細胞病變。

材料：桂圓肉二十克、白木耳二十克、山藥五十克、黑糖三十克、水五百CC。

作法：

①將白木耳洗淨，放入熱水泡開後，將雜蒂切除並切小塊，備用。

②山藥削皮切塊，備用。

③在鍋中加入水、白木耳、山藥塊，煮沸後再以小火續煮二十分鐘熄火，蓋上鍋蓋燜至熟爛，即可加入桂圓肉及黑糖，待桂圓肉脹開後即可飲用。

胃痛

剛升上銀行襄理的芷玲，最近時不時感到胃痛，時而悶痛、時而絞痛、時而脹痛，特別是在下班前要回到家裡的這段路上，疼痛感更為強烈，因為她是工作和家庭蠟燭兩頭燒的職業婦女，不管是在公司或在家裡，常形容自己的生活如同打仗，上班經常忙到餓一整天沒時間吃飯，回家還得忙著照顧老小，一旦胃痛起來，只能吞有麻醉止痛成分的胃藥，來減低不適感。最後芷玲在同事的建議下尋求中醫的治療，同時改變生活步調和飲食習慣後，胃痛的次數才漸漸減少。

中醫將胃痛稱「胃脘痛」，胃脘部是靠近心臟處，指的就是上腹部、胸骨劍突下經常會感到疼痛的一種症狀，凡是胃脘部突發疼痛，且持續不能緩解，合併有腸胃道症狀，有胃痛反覆發作史者，都屬於胃痛範疇內。

胃痛是臨床常見症狀，可見於胃、十二指腸炎症、潰瘍、胃神經官能症等，部分患者還有不同程度的胃下垂，由於病因不同，表現症狀也有差別。發生的原因多是寒邪犯胃、飲食傷胃、肝氣犯胃、脾胃虛弱等，或是平時飲食不節制、冷熱不適、饑飽失常、偏食嚴重等，都會直接影響胃部的正常功能。

以飲食習慣不良引起的胃痛爲例，舌苔多半可見膩苔，常見的症狀包括腹部脹滿、打嗝頻頻，甚至會嘔吐，吐出未消化食物，患者大多會反應嘔吐後或排氣後，胃痛便隨之減輕，而大便通常是會大不乾淨，胃痛發作時會不想吃東西。

此外，情緒波動劇烈、刺激強度過大時，也會直接影響腸胃功能，進而發生病變或加重病情，因此中醫在治療胃痛時，基本上還是依據「不通則痛，痛則不痛」的原則來處理。治療上多用溫補法，不過臨床上施治，還要根據患者情況辨別其寒熱虛實，才能對症下藥，例如食滯者則通其腸胃、氣滯者則疏理肝氣、血瘀者則活血化瘀等。

長期有胃痛的人，務必要檢查確認病因，除改變飲食習慣、保持心情平穩之外，平時可按摩穴位治療急症胃痛、疏通經絡、解除痙攣，有效達到減緩疼痛。

穴道按摩

1. 足三里（圖 2-9）

位在外眼膝下，膝蓋凹陷約下方三寸（四指橫寬）處，左右各一。

足陽明胃經中最大的穴位，有句話說「若要脾胃安，三里未可乾」，表示該穴位對消化道和身體很有幫助。

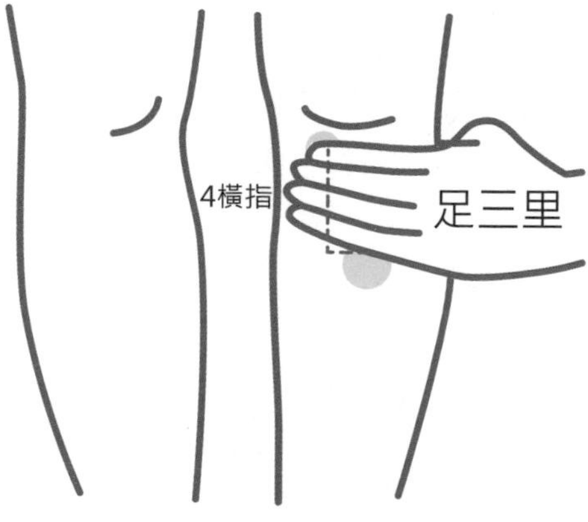

圖 2-9 足三里

2. 胃俞（圖2-10）

位於第十二胸椎棘突凹陷下方，距離脊椎兩側約一寸半（二橫指）的位置，左右各一。可治療胃脹痛、腹脹、消化不良、嘔吐。

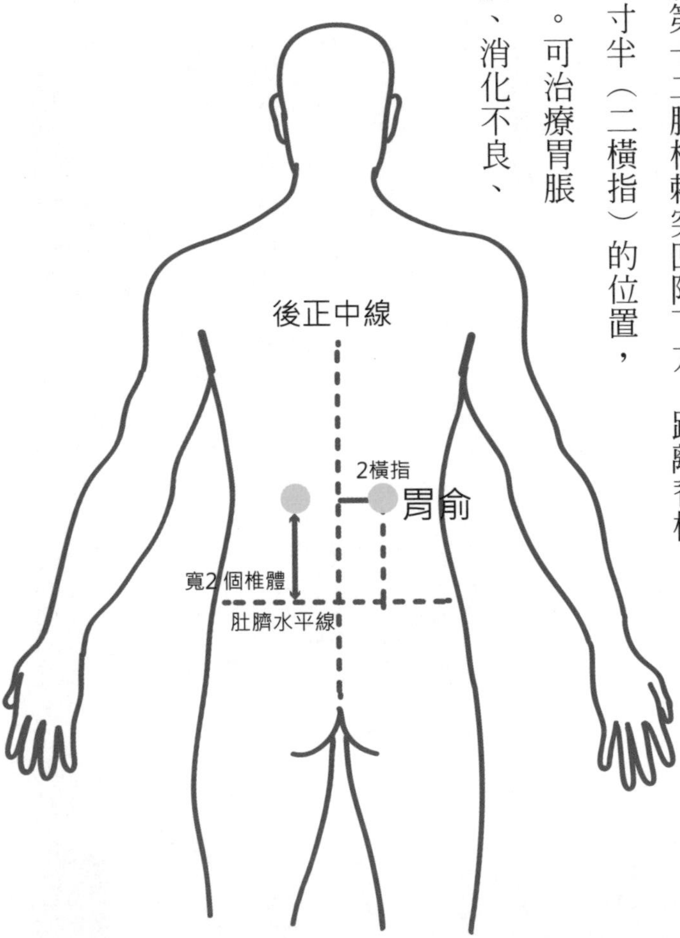

圖 2-10 胃俞

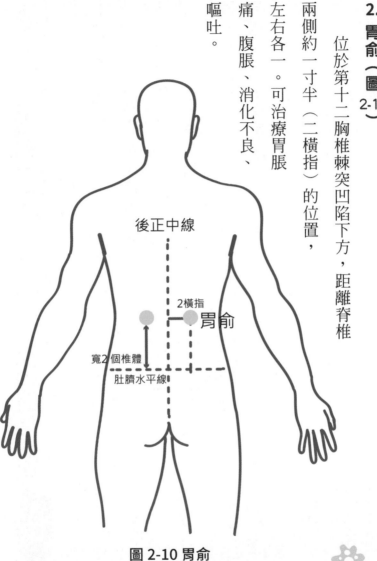

3. 氣海（圖2-11）

位在下腹部肚臍下方一寸半（比大拇指稍寬）的位置。

氣海爲元氣之海，對因虛寒導致的胃痛、腸炎有改善的效果。

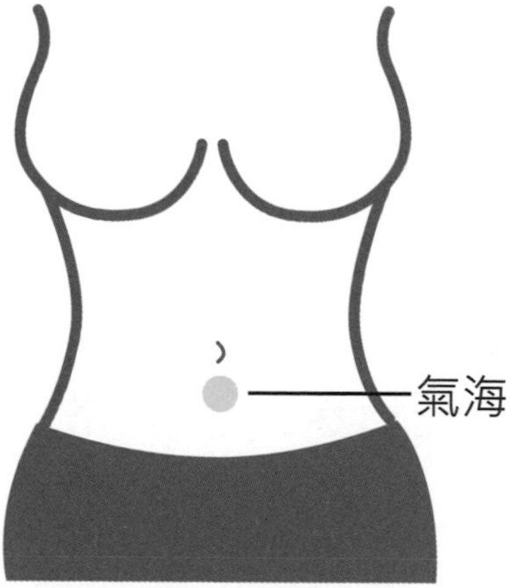

圖 2-11 氣海

中藥茶飲

⊙小香舒胃茶

材料：小茴香七．五克，藿香五克，砂仁五克，萊菔子五克，紫蘇五克、甘草三克。

作法：藥材洗淨後，放入五碗水中（約五百～八百CC）煮沸後，轉小火熬煮十五分鐘，再燜泡十五分鐘，撈去藥渣後，即可飲用。

藥材介紹

⊙小茴香

味辛，性溫，歸肝、腎、脾、胃經，有調中和胃、暖腎散寒之功效。

⊙藿香

味辛、性溫，具化濕之效，一般常用於治療外感風寒、內傷飲食濕滯，「藿香正氣散」便是以藿香再加入半夏、厚朴、白朮等藥材所調配而成。

中藥湯品

⊙洋蔥高麗菜湯

材料：洋蔥二分之一顆、白蘿蔔二分之一根、山藥二分之一根、高麗菜二分之一顆、生薑五～六片。

作法：將洋蔥、白蘿蔔、山藥、高麗菜切成一口大小，再加入生薑，用一千CC的水以大火煮至沸騰，滾後再用中小火續煮三十分鐘，即可食用。食用前可再以個人喜好用濾網過濾。

壓力型胃痛

你也有這樣的經驗嗎？每當壓力一來，胃就痛得受不了。

「壓力型胃痛」大多是情志因素不暢，或生活、工作壓力等造成胃脘脹悶，攻撐作痛，脘痛會連及脅肋部，併見大便不暢而下腹作痛。務必對症調理，才能有效改善症狀。

穴道按摩

1. 太衝（圖2-12）

是人體足厥陰肝經相當重要的穴位，

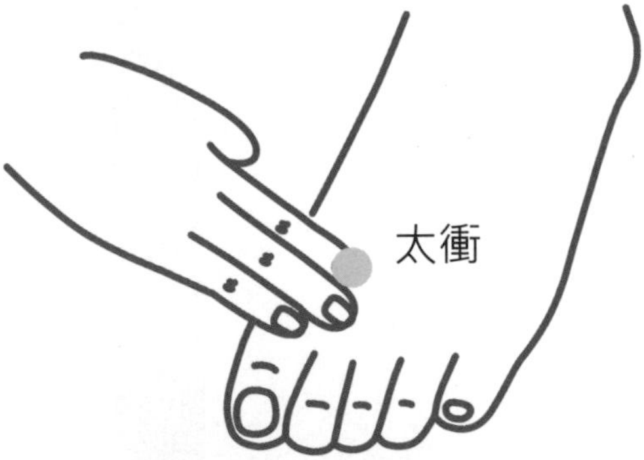

圖 2-12 太衝

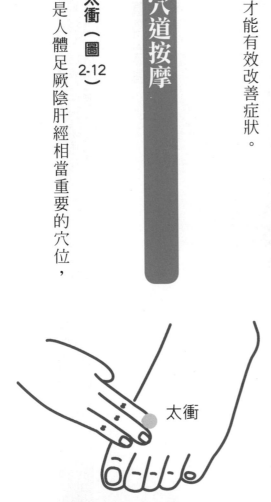

從腳的大拇指與第二趾的趾縫之間，往腳背方向約一寸半（大拇指略寬）的距離，凹陷處即是。

肝腸上亢的人，多按摩太衝穴，能緩解起伏情緒而引起的胃痛。

2. 外關（圖 2-13）

位於前臂背側，手腕橫紋向上三指幅寬處，也就是位於腕背橫紋上二寸，尺骨與橈骨之間。

促進胃液中消化酶的分泌，讓胃部食物能充份運作消化。

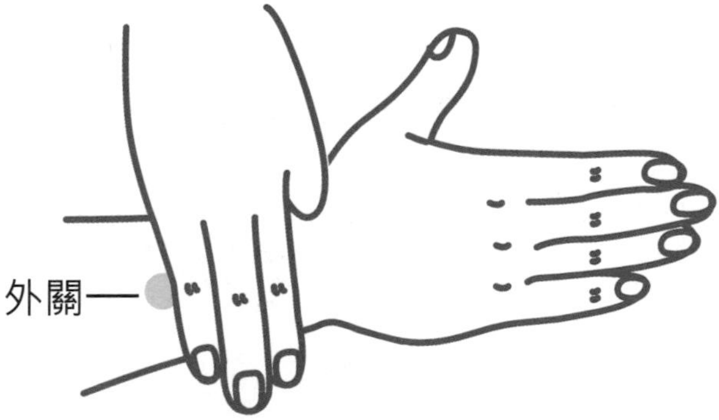

圖 2-13 外關

3. 合谷（圖 2-14）

大拇指與食指虎口處，在第一、二掌骨之間，約在第二掌骨的中點，左右各一。

可以宣泄氣中之熱，並有疏通氣血的效果。

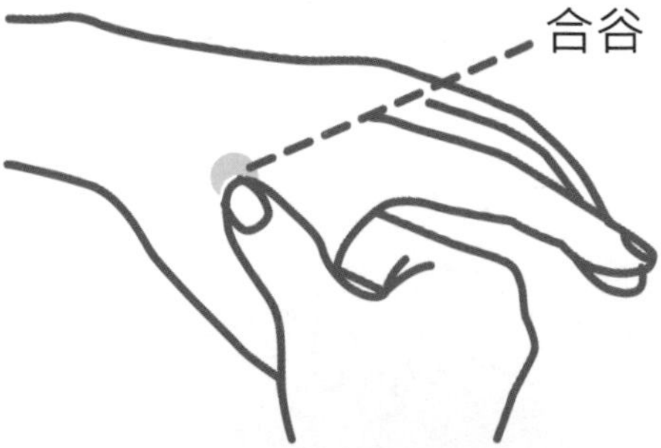

圖 2-14 合谷

中藥茶飲

◎桂花紅棗湯

材料：玫瑰花七．五克、桂花七．五克、陳皮五克、紅棗五顆、冰糖少許。

作法：將藥材洗淨並放入鍋內，加入約五百～八百CC水煮沸後，轉小火熬煮十五分鐘，再燜泡十五分鐘，撈去藥渣後即可飲用。

藥材介紹

⊙桂花

味辛溫，有生津健胃之效，且也能有效的放鬆情緒、緩和精神壓力。

中藥湯品

⊙茉莉山藥蓮子湯

材料：茉莉花五～六朵、蓮子十五克、百合十五克、山藥十五克、銀耳十五克、紅棗五顆、冰糖少許。

作法：

①先將銀耳洗淨，泡開，備用。

②把紅棗洗淨並剪開去籽，備用。

③把洗淨的蓮子、百合、山藥、紅棗同時放入裝有一千二百CC水的鍋內，煮約三十分鐘。

④待銀耳、蓮子變軟後，再把去皮且削成塊狀的山藥放入同煮，最後放入適量冰糖和茉莉，燜鍋約五分鐘，等茉莉花的味道出來即可熄火。

急性胃炎

趙媽媽是眷村裡最受歡迎的人，因為平時就喜歡做一些客家酸菜、煙燻臘肉豆腐乳分給左鄰右舍品嚐，自己家裡的餐桌上當然也少不了這些味道。某天早上，她拿出冰箱裡發黑的豆腐乳抹在白饅頭上，吃得津津有味，但吃完饅頭還不到半小時，胃開始疼了起來！吞了顆胃藥不見疼痛好轉，反而又吐又拉了一堆東西出來，兒子見狀，趕緊把媽媽送到急診，醫師檢查後確定她是得了「急性胃炎」。出院後醫師提醒趙媽媽不要再吃醃漬食品，也可以讓中醫師調養一下。

國人腸胃道疾病發生的比例非常高，在門診中因腸胃症狀求診的患者，大約佔了六成左右。而其中又以「急性胃炎」屬於來得又急又猛的腸胃疾病，多在短時間之內發作，大多數患者會有上腹部不適、疼痛、噁心、嘔吐、食慾減退等急性症狀，發生時輕重不一，在中醫上稱之為「胃脘痛」、「胃痞」、「心下痛」，指的是心窩以下、肚臍以上的疼痛。

急性胃炎誘發的原因

急性胃炎主要是胃黏膜遭受到破壞，造成黏膜的修復能力下降而引起的發炎，嚴重甚至會出現糜爛、出血的一種病症。引起急性胃炎的原因很多，有物理性的刺激，像是經常食用過冷、過熱、過於粗糙的食物，以及X光線照射，都可能損傷胃黏膜而引起胃炎。

化學刺激則是包括菸酒嗜好者，長期受到菸草中尼古丁和酒精中乙醇的刺激，或濃茶、咖啡、香料、辣椒等調料刺激，此外，如水楊酸鹽類和消炎、阿斯匹靈、抗生素、鎮痛解熱等藥物，或吃進被細菌或毒素污染的食物，例如沙門氏菌、金黃色葡萄球菌、肉毒桿菌等，都可能引起胃黏膜的急性炎症損害。

急性胃炎的症狀多屬突發性的上腹部不適，多數患者會主訴進食後的幾小時內，發生上腹部劇烈絞痛、反胃感、不斷打嗝症狀，嚴重時會嘔吐，甚至是吐血。一般症狀會持續數天，若能及時治療，大約三至四天可以改善，但若未好好處置，則很有可能轉變成慢性胃炎。

急性胃炎的證型與症狀

急性胃炎是一種可逆性疾病，大多數患者經過及時的診斷和治療，都能在短期之內恢復正常。在中醫處理急性胃炎會針對不同證型來審因論治，除了藥物治療外，也可以使用針灸治療，包括體針、頭皮針或埋針治療[1]。

1. 寒邪犯胃

主要症狀：胃痛發作時疼痛不止，得溫則減，遇寒加重，同時還伴隨畏寒、怕冷的症狀，這類型的患者大部分皆表示胃痛發作前曾受涼，或是有飲食生冷的食物。

2. 食滯胃脘

主要症狀：胃脘脹滿，按壓疼痛不能忍、嘔吐未消化食物，吐後會明顯感到疼痛緩減，但進食後症狀又加重，伴隨著噯氣、反酸的症狀。

3. 暑濕犯胃

主要症狀：胃脘痞滿且悶脹，按壓腹部時更爲疼痛，食慾降低、口乾黏膩、頭昏乏力。

4. 肝鬱氣滯

主要症狀：胃脘脹滿，疼痛攻撐連脅、嘔吐吞酸、噯氣頻作、飲食減

1 體針：體針又稱「毫針療法」，是以毫針爲針刺工作，是調通營衛氣血、調整經絡、臟腑功能相關疾病的一種治療方法。

少，尤其情志不暢時疼痛更加重。

5. 胃熱熾盛

主要症狀：胃脘疼痛、脹滿，且疼痛處有明顯灼熱感、口乾而苦、噁心嘔吐，且嘔吐時有酸臭味或苦味，並可觀察到有大便乾結，尿黃的情況。

穴道按摩

1. 足三里（圖2-15）

位置：膝眼下三寸，約四橫指的距離，有一凹溝處。

功效：改善慢性腹瀉和胃脘疼痛。

2. 內關（圖2-16）

位置：手放於桌面，手掌向上，內關穴就在兩筋之間，從手腕橫紋正中往手肘方向二寸、約三橫指距離處。

功效：可緩和消化系統的不適，對於慢性胃炎、打嗝等症狀能發揮效果。

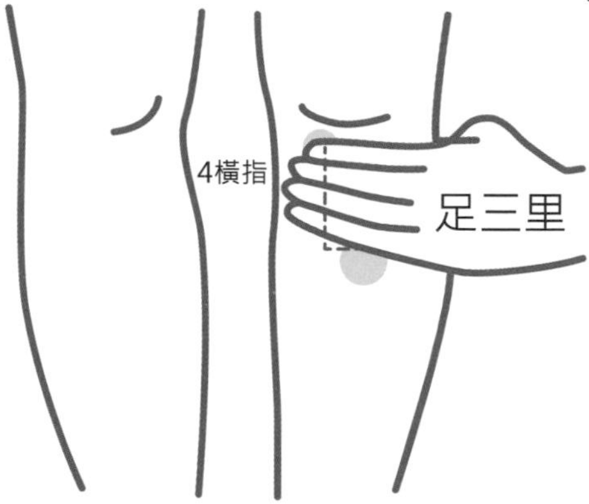

圖 2-15 足三里

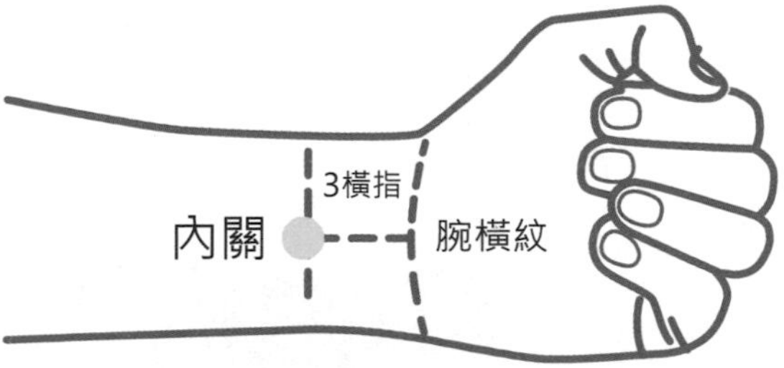

圖 2-16 內關

3. 中脘（圖 2-17）

位置：手太陽小腸經、少陽膽經、足陽明胃經之交會處，位於肚臍中線上方約四寸（六指橫寬）的地方。

功效：可以改善噁心、嘔吐的現象。

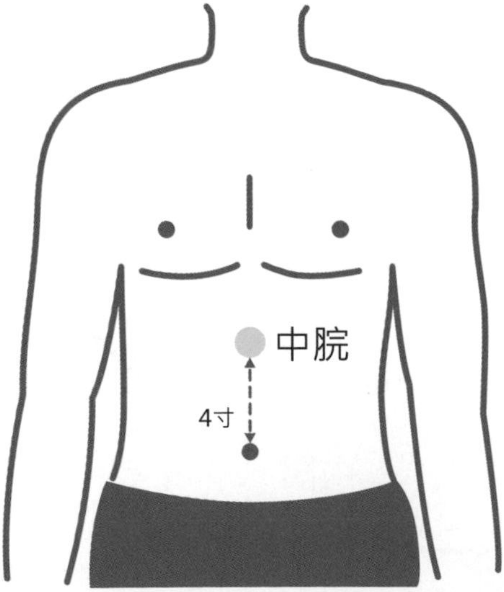

圖 2-17 中脘

中藥茶飲

⊙柳橙蜂蜜茶

材料：柳橙一顆、蜂蜜六十克。

作法：

①先將柳橙洗淨，再用水浸泡以去酸味。

②洗淨後將柳橙連皮切成四等分。再將柳橙、蜂蜜放入鍋內，加清水適量，煮沸後，轉用小火續煮三十分鐘。

③撈出柳橙，即可飲用。

藥材介紹

⊙柳橙

中醫認爲柳橙生津止渴、幫助消化、健胃，且柳橙擁有豐富維生素和纖維，也可幫助排便。值得注意的是，體質寒涼者，需避免過度食用，而腸胃敏感者、易過敏者，食用時也要特別小心謹慎。

⊙蓮子豬肚湯（胃寒）

材料：去芯蓮子大約一兩、豬肚一個（也可以用豬龍骨半斤），薑、鹽、胡椒少許。

做法：

①將豬肚洗淨後，鍋中燒開水，下豬肚汆燙過。

②汆燙過水後的豬肚，再次清洗乾淨。

③豬肚切粗絲、薑切片，蓮子泡水，備用。

④豬肚和薑放鍋中，加足量的水（淹過食材即可），用大火燒開並撈去浮沫。轉小火燉一小時，一個小時後加入蓮子後再一個小時，燉好後，加入適量的鹽，即可食用。

慢性胃炎

三十歲單身的阿健是位保險業務員，每天早上到公司開晨會前，一定會先喝一杯超級濃郁的黑咖啡來提神。到了中午總是跟客戶聊保單的事而忘記吃飯，為了搏感情，晚上還會和幾個同事到居酒屋喝幾杯、吞雲吐霧，吐心中的不快，每天搞到凌晨二、三點才願意回家。某天阿健早上起來，一直感到噁心、上腹脹痛，也沒有什麼食慾，心想可能是昨晚酒喝多了。結果到了下午，整個胃絞痛到快暈過去了，同事才趕緊送他去醫院掛急診，醫師檢查後警告阿健，從現在開始要戒煙酒，因為他罹患了「慢性胃炎」。

一般來說，慢性胃炎是長時間積累下來的疾病，主要症狀爲上腹部疼痛、胸口有燒灼、長期性食慾不振、胃脘部發脹或上腹部隱隱疼痛感等，也算是一種腸胃道老化的表徵，症狀表現雖溫和，但會持續出現，造成生活上的不變。

慢性胃炎誘發的原因

慢性胃炎的病因到目前尚未明確，除少數急性胃炎的反覆發作會演變成慢性胃炎之外，還可能與下列因素有關：

❶ **喝酒**：特別是高度的濃烈酒能使胃黏膜充血、水腫，甚至是糜爛、出血。嗜酒者常嘔吐出咖啡色胃的內容物，那就是乙醇損傷胃黏膜的結果，

酒的濃度越高，傷害的作用就越大。

❷ **吸菸**：菸草中的尼古丁，會刺激胃黏膜引起胃酸過多，同時吸菸也會減緩胃的蠕動，影響胃的排空。此外研究也發現，尼古丁會影響幽門括約肌的功能，引起膽汁的返流，而膽汁內的成分會破壞胃的屏障使胃黏膜充血、水腫、出血、糜爛等。

❸ **藥物**：有許多藥物是對胃有不利的影響，臨床上把藥物引起的胃炎稱之爲「藥物性胃炎」，包括阿斯匹靈、消炎止痛藥、抗癌藥物、抗風濕藥物等等，都可能引起胃黏膜的損傷。

❹ **幽門螺旋桿菌**：醫學研究發現，幽門螺旋桿菌是慢性胃炎及消化性潰瘍的致病菌，特別是在慢性胃炎的患者檢測發現，胃幽門螺旋桿菌檢出率高達九十％以上。其傳播途徑以糞與口、人與人，特別是家庭成員之間的傳染最爲明顯。

5 飲食：飲食中若長期缺乏蛋白質或維生素B的人，容易引起胃黏膜病變，若缺乏鐵質，胃黏膜也容易發生炎症。若有缺鐵性貧血又伴有胃炎的患者，其口腔、食道與腸胃黏膜易有病變。此外，經常不規律飲食的進食、暴飲暴食、飲食中過熱、過冷、過多的辛辣食物，都是容易刺激胃黏膜而產生慢性發炎。

七分養胃，三分治病

中醫向來重視脾胃，因爲「脾胃爲後天之本」。胃病在中醫治療上是以「七分養胃三分治」爲原則，《黃帝內經》中提到「五穀爲養，五果爲助，五畜爲益，五菜爲充，氣味合而服之，以補精益之氣」，特別指出飲食均衡對調養身體的重要性。

然而，在五穀、五果、五畜、五菜中，以「五穀」最爲重要。中國人的飲食一日三餐中，至少要有一餐以「米飯類」爲主食，這是補養胃氣最好、最簡單的一個方法。同時應選擇較容易消化的食物，養成良好的日常生活習慣、避免菸酒、避免吃油炸、糯米類、高油脂的食物，吃飯更要細嚼慢嚥。

穴道按摩

1. 足三里（圖2-18）

位置：位於外膝眼，即膝蓋外側凹陷處約二寸（四指橫寬）的地方，左右各一。

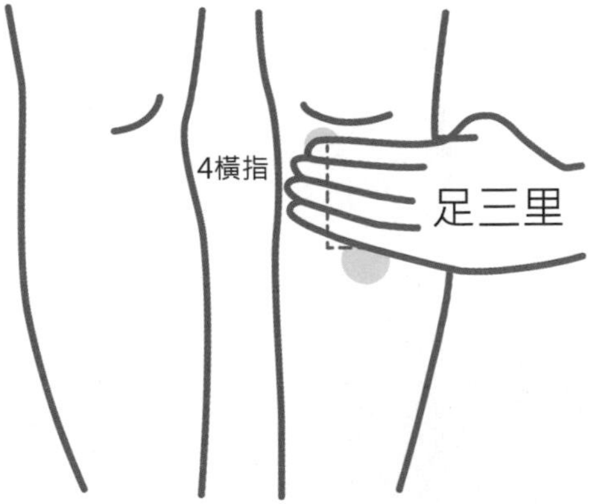

圖 2-18 足三里

功效：治療脾胃消化疾病，可調節消化功能，使腸胃症狀獲得舒緩。

2. 天樞（圖 2-19）

位置：穴位在肚臍左右側各一穴位。肚臍旁開兩寸，亦即是食指中指無名指並攏三橫指寬度，平躺在床上，用大拇指指腹下壓按摩此處可感覺痠脹。

功效：天樞穴是足陽明胃經穴位，也是大腸的募穴（臟腑之氣聚集在胸腹部的一些特定穴位），可以調整臟腑功能使其能正常運行，常按可增強腸胃動力，幫助腸道蠕動。

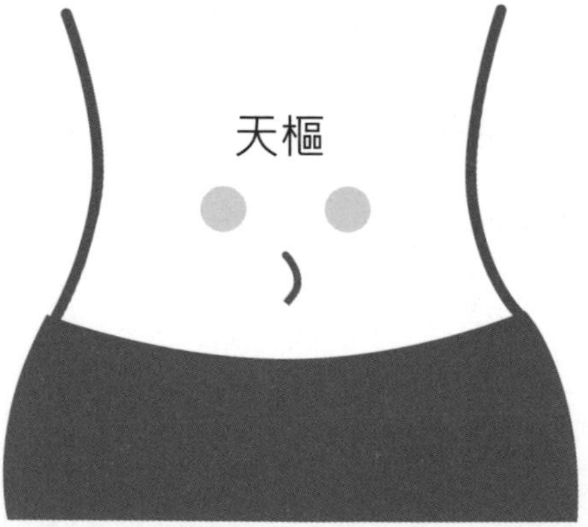

圖 2-19 天樞

中藥茶飲

1. 六合茶

材料：藿香、杏仁、木瓜、蒼朮、厚朴、半夏各十克、生薑三～六片、茶葉少許。

作法：將藥材以冷水沖洗三十秒，包入過濾袋以便重複回沖，放入約一千～二千CC水煮沸後，轉小火熬煮十五分鐘，再燜泡十五分鐘，撈去過濾袋後，即可飲用。

2. 小香舒胃茶

材料：小茴香七．五克，藿香五克，砂仁五克，萊菔子五克，紫蘇三克、甘草三克。

作法：放入五碗水（約五百～八百CC）煮沸後，轉小火熬煮十五分鐘，再燜泡十五分鐘，撈去藥渣後，即可飲用。

減緩胃部不適的外敷藥方

1. 熱藥熨燙療法

材料：粗鹽一包，小布袋一只。

作法：將粗鹽炒熱後放入布袋中，敷於肚臍上神闕穴附近，或下腹的氣海穴（參考圖2-21）或上腹的中脘穴（參考圖2-20）。

2. 灸療膏貼敷

材料：川椒十五克、丁香十克、吳茱萸十克、艾草十克、生薑十五克。

作法：將川椒、丁香克、吳茱萸克、艾草克等分磨成粗粉，把生薑搗成薑汁，與其他藥材的粗粉，和成膏餅狀，貼敷於中脘穴、氣海穴、天樞穴（左右兩穴）。

中藥湯品

1. 洋蔥高麗菜湯

材料：洋蔥二分之一顆、白蘿蔔二分之一根、山藥二分之一根、高麗菜二分之一顆、生薑五～六片。

作法：洋蔥、白蘿蔔、山藥、高麗菜，切成一口大小，再加入生薑，用一千CC的水以大火煮至沸騰，滾後再用中小火續煮三十分鐘。食用前可再以個人喜好用濾網過濾。

2. 茉莉山藥蓮子湯

材料：茉莉花五～六朵、蓮子十五克、百合十五克、山藥十五克、銀耳三十克、紅棗五顆、冰糖少許。

作法：

①先將銀耳洗淨，泡開，紅棗洗淨並剪開去籽，山藥去皮切塊，備用。

②再把蓮子、百合、山藥、紅棗同時放入裝有一千二百CC的鍋內，煮約三十分鐘，等銀耳、蓮子變軟後，再把山藥放入同煮，最後放入適量冰糖和茉莉，燜鍋約五分鐘，等茉莉花味道出來後，即可關火。

3. 桂花紅棗湯

材料：玫瑰花七．五克、桂花七．五克、陳皮五克、紅棗五顆、冰糖少許。

作法：將所有藥材洗淨濾乾後放入鍋內，並加入約五百～八百CC水煮沸後，轉小火熬煮十五分鐘，再燜泡十五分鐘，撈去藥渣後，即可飲用。

藥材介紹

⦿桂花

味辛溫，有生津健胃之效，且也能有效的放鬆情緒、緩和精神壓力。

⊙小茴香

味辛，性溫，歸肝、腎、脾、胃經，有調中和胃、暖腎散寒之功效。

⊙藿香

味辛、性溫，具化濕之效，一般常用於治療外感風寒、內傷飲食濕滯的藿香正氣散，便是以藿香在加入半夏、厚朴、白朮等藥材所調配。

消化不良

過去因門診較為忙碌、工作步調快，養成許多不良的飲食習慣，像是進食速度過快，不到幾分鐘就把一個便當吃完、三餐不定時定量、情緒壓力起起伏伏。尤其年輕時在醫院當住院醫師，想要在固定的時間吃一頓飯是相當不容易，因此在我醫師袍口袋內經常發現肉包、三角飯糰、零食等隨手可得的食物。升上主治醫師後，門診更加忙碌，卻也讓胃腸的消化功能越來越差，當下才開始認真檢視自己的身體狀況並在生活上徹底改變。把進食速度放慢、禁喝含糖飲料、每餐定量控制熱量，並按時服用中藥來保養，現在脾胃比年輕時真的好太多了！

基本上消化不良沒有任何器質性、代謝性或系統性疾病能夠解釋這些臨床症狀，同時也很難明確的診斷出來，因爲通常這些症狀和許多腸胃疾病症狀重疊，包括中上腹疼痛、有飽脹和灼燒感、胸悶腹脹、噯氣多嗝、食慾不振、胃酸逆流、反酸燒心、頻放屁、口氣臭穢等等，不過這些人檢查出來大部分都患有慢性胃炎、胃潰瘍的情況。

消化不良的類型

消化不良可分爲「功能性」和「器質性」。功能性消化不良在中醫上稱「脘痞」、「胃痛」、「嘈雜」，病灶在胃裡，但和肝脾都有關係，因此在中醫治療上除以疏肝理氣之外，更需健脾和胃、消食導滯爲主。

功能性消化不良的原因大多和情緒波動、工作學業過於緊張、餐與餐之間休息不夠或作息不正常、天冷受涼、煙酒刺激，或經常吃不易消化的食物有關，同時若經常服用藥物如阿斯匹靈，也會引起消化不良的症狀。

器質性消化不良則經檢查，可認定由某些器官病變所引的，包括肝病、膽道炎、胰腺疾病、糖尿病等。治療時仍以病灶來治療，才能改善消化不良的症狀。

消化不良的中醫證型分類

❶ 肝氣犯胃型

表現：生活節奏快、工作學習壓力大，容易肝氣鬱結、脾胃受傷，導致腸胃功能紊亂。

症狀：胃脹痛、胸悶、食量減少、經常有噯氣、喜歡大口嘆氣、煩躁易怒、焦慮、舌苔薄白。

❷ 脾胃虛弱型

表現：壓力大而造成的飲食習慣不佳，導致脾胃損傷、消化無力、濕氣滯留在胃部。

症狀：腹部肥肉多且鬆、常有噯氣、四肢無力沉重、易浮腫、舌苔白膩。

❸ 飲食停滯型

表現：易暴飲暴食、喜吃重甜、重油、重鹹肥甘厚膩的食物。

症狀：胃腹易脹滿、胃酸容易刺激咽喉而打嗝（噯腐吞酸）、食物不易消化而上嘔、舌苔厚膩。

中醫處理消化不良的方式主要是以「改善消化功能」、「刺激腸胃蠕動」、「清除腸胃積滯」爲主要目標。輕微的消化不良或一時吃太飽，可以輕揉腹部和按壓穴位。

穴道按摩

1. 中脘穴（圖2-20）

位在身體中心線上，距離肚臍上方約四寸（六指橫寬）的位置。具有調整腸胃功能的效果。

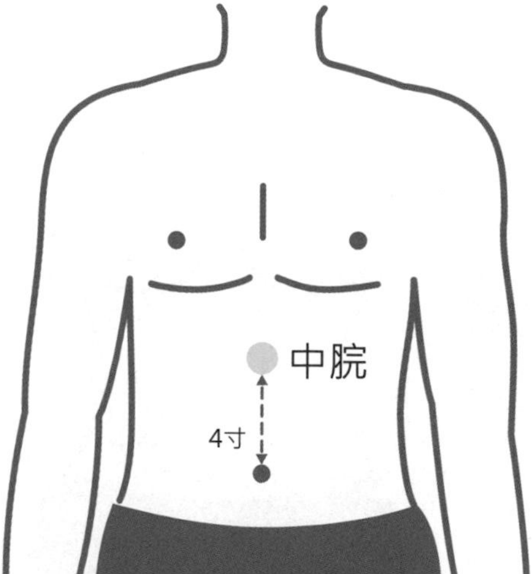

圖 2-20 中脘

2. 氣海（圖 2-21）

位在肚臍下方一寸半（大拇指寬度）的位置。

具有理氣解鬱的功效。

3. 關元（圖 2-22）

位在肚臍下方三寸（四指橫寬）的位置。

調整腸胃、增強體力、消除疲勞。

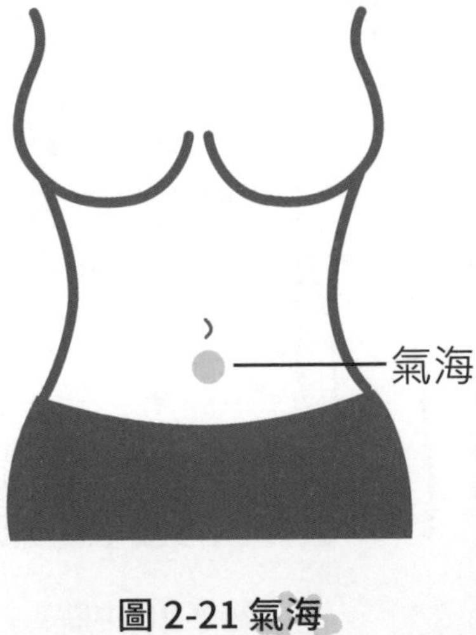

圖 2-21 氣海

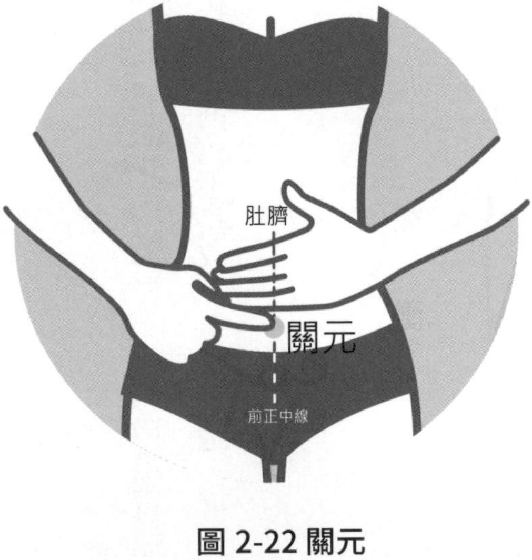

圖 2-22 關元

中藥茶飲

⊙烏梅山楂飲

材料：山楂三克、烏梅一～二顆、陳皮三克、甘草三克。

作法：把山楂、烏梅、陳皮、甘草等藥材用冷水洗淨約十五～二十秒，再放入五百CC水中煮滾後，熄火，再燜十分鐘即可飲用。

藥材介紹

⊙山楂

效用：味酸、甘，性爲溫，常常用於消積化滯。

禁用：空腹、腸胃虛弱者及孕婦不宜食用。

◎烏梅

效用：具有生津止渴、澀腸止瀉。

禁用：感冒發燒或腸胃發炎者不宜。

中藥湯品

◎蔘棗四神排骨湯

材料：山藥、芡實、茯苓、蓮子、薏仁各兩錢、黨蔘五分、紅棗五～八顆、排骨適量、水、米酒少許、當歸二片提味。

作法：

①先將排骨汆燙去血水，備用。

②將中藥材洗淨後，連同排骨放入電鍋內鍋，加水淹蓋過食材，並在外鍋倒入二杯水，按下開關蒸煮。

③待電源跳開後，再加入適量米酒和少許鹽巴調味，即可食用。

⊙四神湯

材料：蓮子七十五克、茯苓七十五克、淮山七十五克、芡實四十克、排骨適量、水、米酒少許。

作法：

①先將排骨汆燙去血水，備用。

②將淮山、茯苓、蓮子、芡實放進水中浸泡約十分鐘，洗淨備用。

③把藥材和排骨放入電鍋內鍋，加水淹蓋過食材，並在外鍋倒入二～三杯水，按下開關蒸煮。

④待電源跳開後，再加入適量米酒和少許鹽巴調味，即可食用。

蓮子、茯苓、淮山、芡實這四種藥材，有健脾祛濕、胃除濕止瀉，和調整腸胃功能的效用。若家中有孩童胃口不佳，酌量食用四神湯，達到開脾的效果。

腸胃型感冒

今年才剛上國小的小志，開學還不到兩個星期，就已經去小兒科看診三次，不管是在學校還是家裡，小志不停地打噴嚏、咳嗽，小志媽媽以為孩子只是單純感冒，每天還是讓他戴緊口罩、藥袋去上學。結果一天下午媽媽接到老師的緊急電話，說小志在學校又吐又拉，要她趕緊接走帶他去掛急診，醫師診斷後確認小志是得了「腸胃型感冒」！在服完西藥療程後，孩子雖然沒有再出現不適症狀，但食慾、精神明顯差了許多，小志媽媽帶孩子去給中醫調養約一個月的時間，孩子不但精神、食慾都變好了，也沒有再聽到孩子打噴嚏、咳嗽的聲音了。

有很多病毒都可能會引起所謂的腸胃型感冒，每一個季節也有不同的病毒最容易好發，例如夏天的腸病毒、秋冬季節的輪狀病毒，然而這些病毒也同時侵犯我們的腸胃道，使腸胃功能出問題，都可能讓患者合併上呼吸道及腸胃道症狀，形成一般所熟知的「腸胃型感冒」。

沒有腸胃型感冒，只有病毒性腸胃炎

實際上「腸胃型感冒」這個疾病名稱並不存在，而是醫師爲了方便讓患者理解而使用的「俗名」，只要遇到同時有感冒又有腸胃道症狀的症狀時，醫師通常都會下此診斷，用來跟患者做病情說明，於是在口耳相傳下，慢慢的沿用這樣的方便說法。但嚴格來說，腸胃型感冒屬於「病毒性腸胃炎」，也就是我們最常見的感染病毒而導致的腸胃炎，其中又以「輪狀病毒」、「諾羅病毒」及「腺病毒」最為常見。

中醫治療以辨證論治

中醫看腸胃型感冒，仍是以辨證論治為首要，若患者來診有惡寒、發熱、頭痛、全身筋骨痠痛、咳嗽、口乾等症狀，這屬於中醫的外感風寒性感冒。而若是有身熱、咽痛、口乾、咳嗽、痰黃、並見咽喉腫痛等，則屬外感風熱性。以上兩者若又合併有腸胃見證，如腹瀉、腹脹、噁心、嘔吐等問題，則屬於腸胃型感冒範圍。

中醫的治療重點在於，風寒症以辛溫解表開藥，如桂枝湯、葛根湯加減。若爲風熱症，則使用清涼解表開藥原則，如銀翹散[2]、桑菊飲等藥加減，倘若要處理併見腸胃之症，則可使用藿香正氣散、葛根芩連湯、白頭翁湯等藥。

一般而言，脾胃氣虛代表後天氣血生化無源，自然免疫力則不佳，在門診也曾發現一家子裡頭總是有幾個小孩特別會生病，有幾個雖然會被傳染，但只是會有輕微的不適，詳究其原因，代表消化功能好，脾胃運化功能也好。

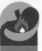

扶正脾胃，才能推動藥氣，增強抵抗力

中醫經典《素問．經脈別論》說：「飲入於胃，游溢精氣，上輸於脾，脾氣散精，上歸於肺，通調水道，下輸膀胱。水精四布，五經並行。」說明

了飲食的精氣能濡養五臟六腑，運行四肢百脈，如果胃氣虛弱不能運化飲食精微，五臟六腑、四肢百脈也因而失去營養來源，就無法維持正常的生命活動了。因此在門診處理小朋友的病症，通常都以「扶正脾胃正氣」爲主軸，脾胃吸收好，藥氣才推的動，四肢末稍溫度才會溫暖。此外在門診也發現，常常服用西藥退燒藥的小朋友，他們的四肢末稍都會比較冰冷，身材也比一般小孩來得瘦弱，因此腸胃用藥如蔘苓白朮散、四君子湯、六君子湯、香砂六君子湯、小建中湯等，都是小兒門診常備用藥。

一般都會建議媽媽們平常給小朋友服用四君子湯、六君子湯或黃耆建中湯，每天大約一．五～二．五克，酌量加一些黑糖，香甜又易入口，久服可健脾固胃，又可補中氣。

2 銀翹散：金銀花三十克、連翹三十克、荊芥穗十二克、淡豆豉十五克、桔梗十八克、薄荷十八克、牛蒡子十八克、甘草十五克、竹葉十二克、鮮葦根五十克。

穴道按摩

1. 手三里（圖 2-23）

位置：手三里穴爲十四經穴中的手陽明大腸經，又稱爲「大腸經」。在前臂背面橈側，肘橫紋下兩寸（三指橫寬）的地方。

功效：改善腹痛、腹瀉，並可調理腸胃。

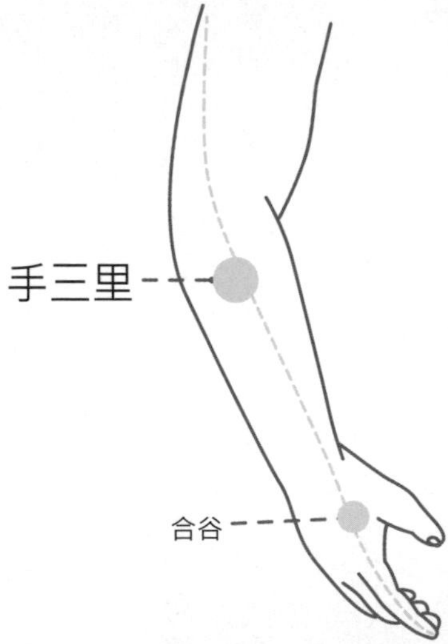

圖 2-23 手三里

2. 足三里（圖 2-24）

位置：位於外膝眼，即膝蓋外側凹陷處約兩寸（四指橫寬）的地方，左右各一。

功效：足三里是顧胃的重要穴位，可消除脹氣、幫助消化。

3. 內關（圖 2-25）

位置：內腕橫紋，約三指橫寬，手臂二條筋之間的地方，左右各一。

功效：有腹脹、大便不順暢，可馬上按壓來舒緩不適。

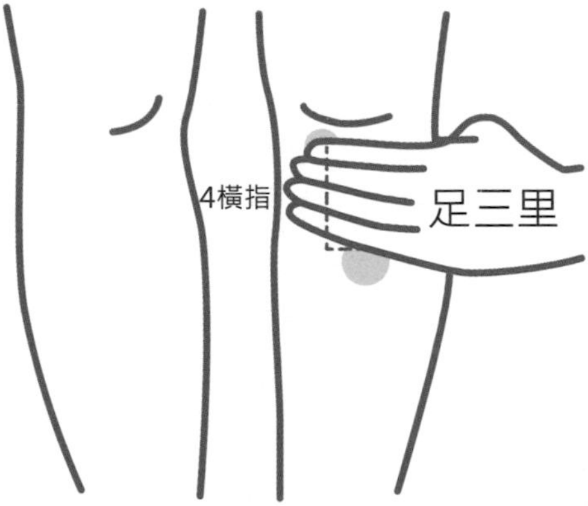

圖 2-24 足三里

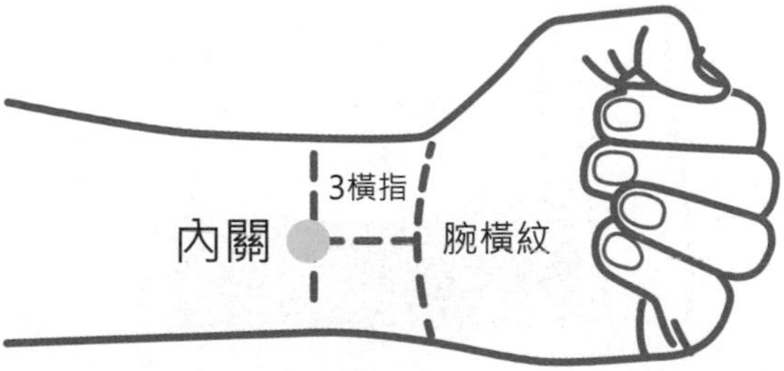

圖 2-25 內關

4. 中脘（圖2-26）

位置：在身體的中心線上，距離肚臍上方約四寸（六指橫寬）的地方。

功效：有任何腸胃不適的症狀，都可按壓中脘穴，可邊壓邊吐氣。

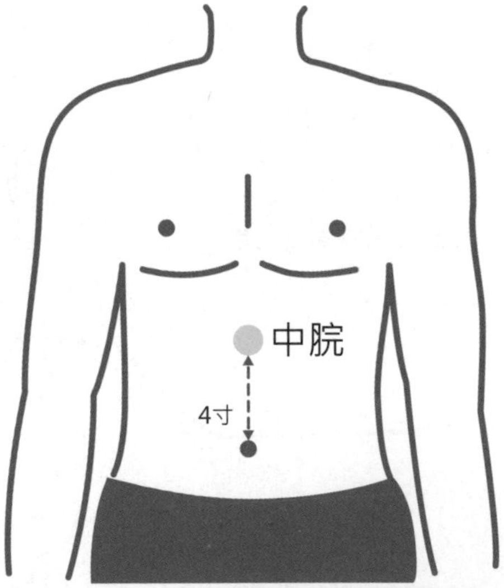

圖 2-26 中脘

5. 耳神門（圖 2-27）

位置：位於耳朵內部上方，左右各一。

功效：舒緩腸胃之外，還可以治療失眠的問題。

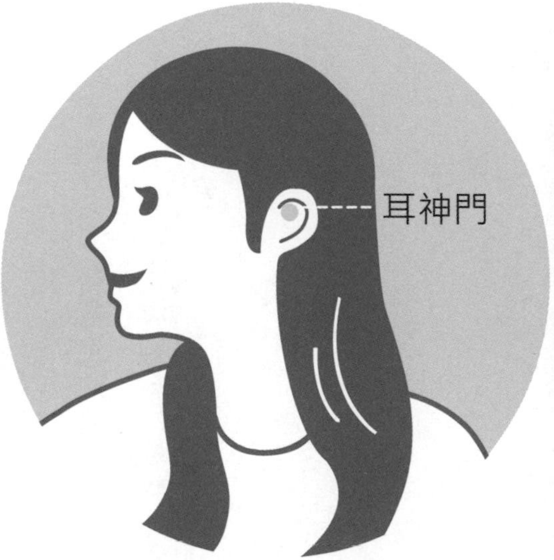

圖 2-27 耳神門

中藥茶飲

◎桑菊飲

材料：桑葉八克、菊花三克、薄荷二克、杏仁六克、桔梗六克、連翹五克、甘草二克、葦根六克。

做法：

①藥材用冷水洗淨後，瀝乾備用。

②兩碗水放入藥材，用小火煎煮，煮約剩一碗，一日分兩次服用。

⊙葛根芩連湯

材料：葛根十五克、黃芩九克、黃連九克、甘草六克。

做法：

①藥材用冷水洗淨後，加入冷水八百CC，小火先煮葛根。

②待水煮減到約六百CC左右，再將其他藥材放下去，煮取剩下二百CC，濾去藥渣後，即可服用。

⊙四君子湯

材料：人蔘九克、白朮九克、茯苓各九克、甘草六克。

做法：

①藥材用冷水洗淨，瀝乾備用。

②把藥材放入煎藥壺或陶鍋中，加水三碗後，浸泡二十分鐘。

③浸泡二十分鐘後，直接開火煮滾，水燒開後改用小火煎煮約二十五分鐘。

④二十五分鐘後把得到的藥汁倒出來，藥材繼續加入兩碗水，燒開後改用小火，讓藥材慢慢再煎煮二十分鐘。

⑤二十分鐘把得到的藥水倒出來，再和之前的藥水混合在一起，一日分兩次飲用。

胃下垂

三十七歲的陳老師，在補習班每天站著幫學生上課超過六個小時以上，近來發現自己嚴重頻尿，檢查後發現原來是有胃下垂，原來久站加上三餐不定時定量，又愛喝冰水，造成氣血虛弱，中氣下陷，臟器下垂，連胸部都下垂。經過中醫三個月用藥並搭配針灸的調養，每天加強腹肌訓練，三個月後不但解決了頻尿問題，連胃下垂的不適也未再出現，胸形也明顯恢復到正常的位置。

胃的正常位置，主要是依賴橫膈的位置、橫膈肌的動力、腹肌張力、腹壁脂肪的厚度，與鄰近器官和膈胃、肝胃韌帶的固定作用來維持。當膈肌懸吊力不足、腹肌韌帶張力不足、腹內壓力下降、腹肌鬆弛、膈胃及肝胃的韌帶鬆弛等因素，都可能引起胃下垂。

胃下垂的患者，往往併發肝臟、膽囊、胰腺、脾臟、小腸及結腸等腹腔同處內臟下垂，而這些毛病又特別容易妨礙到患者的消化而引起消瘦，在消瘦的情況下，又會使胃下垂情況加重，最後形成惡性循環。

引起胃下垂的原因

1. 先天性胃下垂

這類患者，天生腹腔的內臟就得不到有力的韌帶支持，也就是懸吊內臟器官組織的韌帶相當鬆弛，除了天生胃下垂外，往往也會有其他內臟的下垂，包括肝臟、腎臟、膽囊、胰腺、脾臟、小腸及結腸，同時會伴有子宮脫垂、脫肛的疾病。

下垂的胃從 X 光下可見如同「魚鈎」狀，魚鈎型的胃壁肌肉鬆弛無力，且胃的張力很低，經常在吃飽後，胃便被牽連往下拉墜。

2. 後天性胃下垂

這類患者以體型瘦長、多胎生育、慢性消耗性疾病者居多。瘦長體型的人或是中老年人，由於腹壁肌飲缺乏，胃經常呈現魚鈎狀低張力型的胃下垂。而產婦若生育過多，造成腹壁鬆弛、腹肌張力降低，也是胃下垂的好發者。長期因慢性耗損性疾病，讓身體處在極度虛弱的狀態，使得腹肌張力下降、韌帶鬆弛，繼而發生胃下垂。

經常暴飲暴食的人，或經常在吃飽後馬上去做劇烈運動，也容易引發胃下垂。

胃下垂的臨床症狀

輕者是沒有太多明顯的臨床症狀，而重者常見上腹部不適，易飽脹不適、消化不良、食慾不振、多噯氣、便祕等，主要是食物進入腸管內受阻，使胃排空遲緩，就會出現膨脹飽悶、打嗝噯氣，甚至嘔吐等症狀。也有部分患者在上腹部會以隱性疼痛、壓痛點爲主要症狀，這與胃內食物滯留有關，行走時有水聲，且伴隨頭暈、目眩、乏力、噁心、手腳出汗、心悸、易失眠等自主神經功能的紊亂。這些症狀通常會在餐後、站立、勞累時加重。

中氣不足、下陷，是造成胃下垂主因

臨床上有七十％左右的患者，是因長時間坐著不動，平時又缺乏活動，在中醫上其本是體內中氣不足、中氣下陷、升降無力所導致。脾胃之氣稱爲「中氣」，若中氣不足，容易造成脾胃功能虛弱繼而影響消化吸收功能，形成中氣下陷，也就是胃下垂。

胃下垂的預防與飲食

過度勞累、氣虛正耗，容易導致氣陷而發生胃下垂，所以平時應少站立及過度勞累。在日常飲食上，由於患者的胃功能減弱，所以要採「少量多餐」，可減輕胃的負擔，同時要選擇富有營養且易消化、體積小的動植物蛋白或有一定脂肪量的食物，如雞肉、魚肉、豬里肌、牛奶、奶酪、豆腐、豆奶等，來增加腹部脂肪積累而上托胃體。

患者更應預防便祕的發生，因便祕會加重胃下垂的程度，應少吃較硬或油膩食物，像是牛排、油炸物、肥肉，可多攝取如核桃、芝麻、桑椹、黑棗、綠色蔬菜等食物。

胃下垂患者平時應多強化腹肌

胃下垂的患者由於上腹肌無力，因此無法將胃提起，同時也會壓迫腸管下垂，平時應多鍛鍊腹肌，增強肌肉的收縮力及胃周圍韌帶的彈性和韌性，來恢復胃腸的正常位置和功能。養成每日做橫膈運動和腹肌運動，像是仰臥起坐、腹式呼吸，都是可以增加腹肌和腰肌收縮的能力和作用，對內臟起到按摩作用，同時增強胃腸蠕動與消化吸收的功能。

❶ **仰臥起坐**：仰臥，兩臂向上直，腹部用力內收使上半部身體抬起，起坐並手觸腳尖，這樣為完成一次。每回做十～二十次，每回練習三到五分鐘。切記，剛進食後不宜鍛鍊，若在鍛鍊期間出現腹痛的症狀，要馬上停止。

❷ **腹式呼吸**：兩手分別放在胸腹部，使腹部隨著呼吸而上下運動。每次鍛鍊二～三分鐘，對橫膈肌的發展很有效。

穴道按摩

1. 天樞（圖 2-28）

位置：位在肚臍旁約兩二寸（三指橫寬）的地方，左右各一。

功效：促進腸胃蠕動，改善消化道的疾病。

2. 脾俞（圖 2-29）

位置：位在距離十一、十二胸椎棘突之間凹陷兩旁一寸半（約二橫指寬）的地方，左右各一。

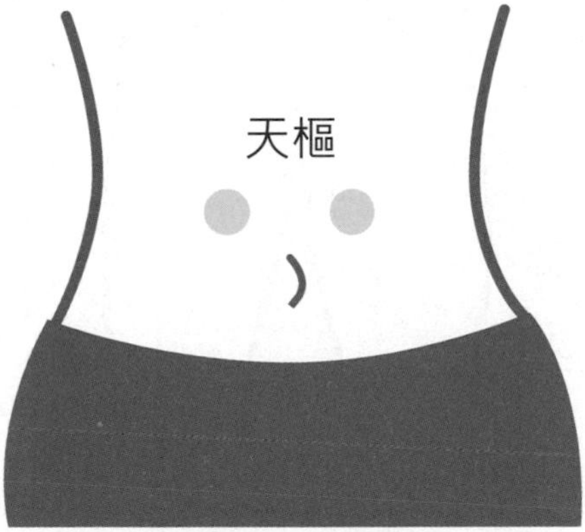

圖 2-28 天樞

功效：可以消除腹脹、改善食慾不佳、腹瀉引起的虛弱體質。

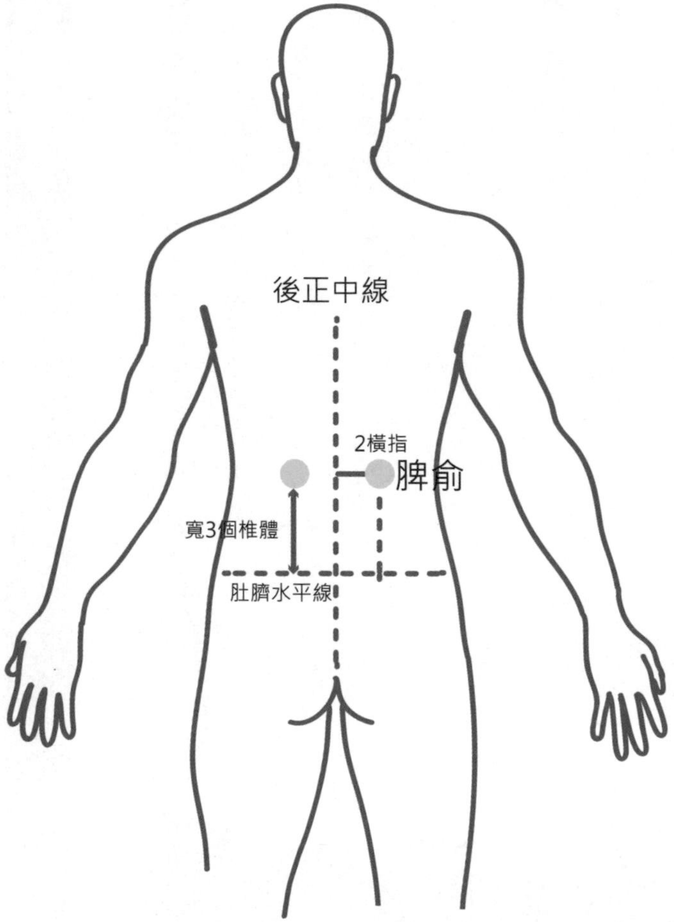

圖 2-29 脾俞

3. 足三里（圖 2-30）

位置：膝眼下三寸，約四橫指的距離，有一凹溝處。

功效：可促進腸胃蠕動。

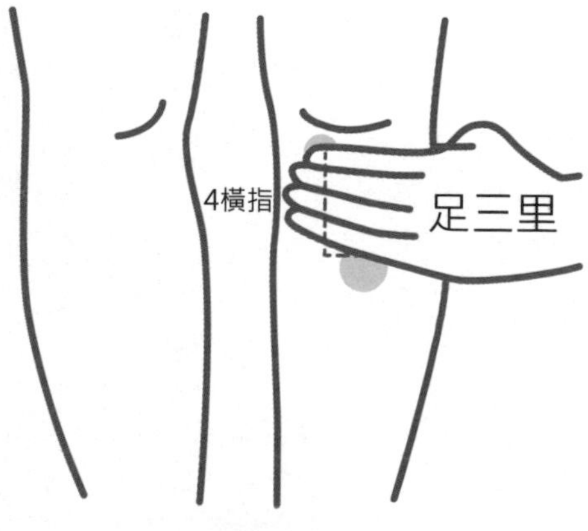

圖 2-30 足三里

中藥茶飲

⊙補中益元氣茶飲

材料：炒黃耆三十克，枳殼十五克，柴胡十克、蜜炙甘草十克、水五百CC。

作法：

① 將藥材以冷水沖洗十秒。

② 以紗布袋包，放入保溫杯中，沖入五百CC沸水，加蓋燜三十分鐘，代茶飲用每日一劑。可補中氣、益元氣、升陽益氣。

胃癌

六十歲的老葉是位大樓管理員，工作時間以排班為主，有時大白天，有時一整晚，但不管是值什麼班，老葉總是在下班後吃上一大盤又臭又香的臭豆腐，再灌瓶冰啤酒，才會心滿意足的回家，嘴裡沖天的臭氣總是讓他老婆氣得要命！

有天老葉的太太發現，先生無精打采的回家狀況已經一個多月了，臭豆腐已不再成為他下班必嚐美食，回到家倒頭就睡，還不時嚷嚷著胃脹、肚子悶痛，食慾也沒有以前這麼好，葉太太覺得先生的狀況不正常，帶他上醫院做腸胃內視鏡檢查，發現老葉已經罹患胃癌三期。

大家雖聞癌色變，但生活中仍是很輕忽！胃癌是由於胃的黏膜細胞不正常增生所形成。胃癌在全球癌症中，發生率和死亡率分別高居第五名及第三名。而在台灣根據衛福部統計，一〇九年的癌症排名，胃癌是十大癌症死亡的第八位，又好發於五十到七十歲的中老年人身上。

早期症狀不明顯而易忽略

即使就統計數據來看，胃癌的發生率及癌症死亡率已逐年減少，但最可怕的是，早期胃癌大部分沒有什麼太明顯的症狀，症狀和一般的慢性胃炎、消化性潰瘍、十二指腸潰瘍或消化不良很相似，像噁心、腹痛、消化不良、吞嚥困難，吃很少卻覺得飽等，所以不太會被注意。

一開始可能爲間歇性的隱隱作痛，有些疼痛可能在服用止痛藥後得到短暫的緩解，但很快又會出現不適症狀，而這些不適症狀也會隨著時間逐漸加重，因此大多數的患者被診斷出胃癌時，都已是中晚期。

胃癌初期症狀

①上腹有脹氣、會悶痛。
②餓時胃痛、噁心、胃酸逆流。
③食慾變差、吞嚥困難、消化不良。
④體重突然減輕。
⑤貧血、臉色蒼白、嚴重疲累、容易頭暈無力。
⑥腹瀉或便祕，糞便呈深色或黑色（柏油便）。

胃癌患者和飲食習慣有很大的關係，像是日本、韓國的胃癌罹患率幾乎是全世界名列前茅的國家，他們的餐桌上都少不了醃漬品，如醃蘿蔔、醬菜、泡菜等等。醃漬食品要少吃，高鹽、油炸燒烤類、臘肉香腸等醃燻肉製品，也都應避免。除了飲食之外，幽門桿菌也和胃癌的發生有關，根據統計，有九成的胃癌患者，都曾感染過幽門桿菌，屬第一類致癌因子，不可忽視。

中醫治癌，輔助為主

中醫在治療胃癌主要爲輔助治療，首先要先明辨虛實，中醫將胃癌的主要證型爲三大類型：脾胃氣虛、胃陰不足、痰濕夾瘀。治療時，以健脾強胃、理氣爲主。根據不同的證型，給予不同的用藥。

而對於胃癌中晚期，尤其是已經有實施手術或是化療、放療治療後的患者，治療後大部分都已經沒什麼體力，中醫在此時可以扮演相當好的中繼救援角色，患者可能同時還會伴隨著其他症狀，對此中醫辨證多屬脾腎兩虛，因此會酌加補腎用藥，可以減少患者在放療、化療後的噁心、嘔吐、食慾不佳等不適感，爲患者撐起體力可以繼續走完未竟的療程。

穴道按摩

1. 公孫（圖 2-31）

位置：位於腳板側面弓起處，腳拇

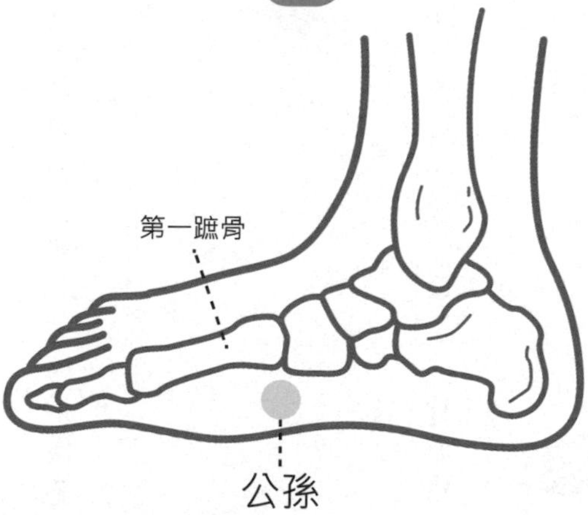

圖 2-31 公孫

指的側面有一關節凸起處，從這個關節往腳跟方向約一寸（大拇指橫寬）的地方，偏腳骨下方，左右各一，屬足太陰脾經絡穴。

功效：可以提高消化機能和改善脾胃疾病。

2. 豐隆（圖2-32）

位置：從腿的外側找到膝眼和外踝兩點後連成一線，取這條線的中點找到腿上的脛骨，脛骨前緣外側一點五寸（兩指橫寬），和剛才的中點平齊，也就是肌肉最豐滿的地方。

功效：可改善嘔吐、噁心、食慾不振。

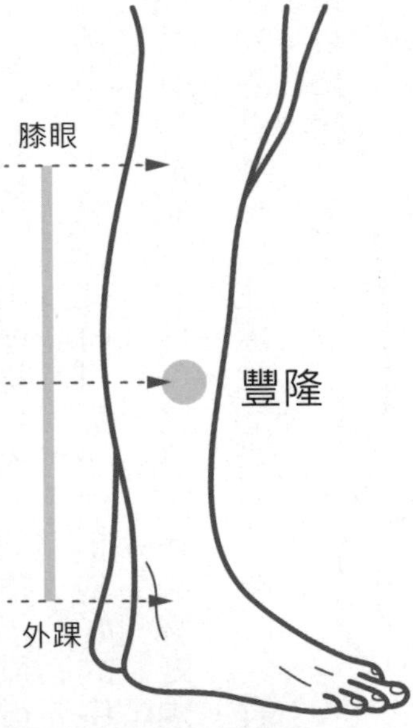

圖 2-32 豐隆

3. 內關（圖2-33）

位置：內腕橫紋（約三指橫寬），手臂二條筋之間的地方，左右各一。

功效：有腹脹、大便不順暢，可立即按壓舒緩不適。

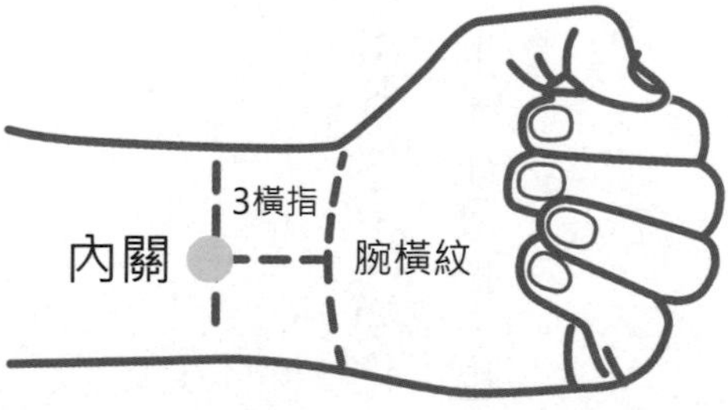

圖 2-33 內關

養胃粥品

⊙扶正養胃雞肉粥

材料：雞肉四十克、米飯二分之一碗、芹菜一份、市售雞精二百五十CC、生花生二十克、紅蘿蔔二分之一根、洋蔥二分之一顆，鹽巴適量。

做法：

①將雞肉切丁，汆燙煮熟備用。

②將芹菜、花生、紅蘿蔔、洋蔥燉熟後並切碎。

③白飯、蔬菜和雞肉丁並加入雞精共同於鍋內燉煮，煮滾後加入少許鹽巴調味，即可食用。

粥，對胃癌患者大有幫助

早從黃帝時期就有吃粥的紀錄，歷經數千年發展出各種不同變化的粥品，除了清粥，還有藥粥、肉糜、鹹粥和八寶粥等，「粥」在藥膳中也有重要地位，自古以來就是最方便的養生食品。

當身體虛弱時，特別是癌症患者，消化機能隨著治療期間越益衰退，藥氣仍須仰賴胃氣的推動，才得以順利送到需要治療的臟器，達到最佳的治療效果，粥品易吸收，更易滋養胃氣。

晨起，腸胃經過一整夜的休息後，空腹吃下一碗粥，便能啟動腸胃機能。中醫經絡理論與時間醫學養生理論，認爲最適合吃早餐的時間是上午七時至十一時，這個兩個時辰是胃與大腸經絡脈氣機能最佳的時刻，五臟六腑可充分吸收食物的養分。

大腸癌

五十多歲阿強是位體育老師，之所以會發現自己罹患大腸癌，是因為平素健壯的他，莫名地在半年內消瘦了十二公斤，在這半年期間也有出現血便的症狀，他一直以為是火氣大而導致痔瘡發作，便沒有放在心上。後來在家人的勸說下，便前往醫學中心檢查，結果診治後確診是大腸癌二期，所幸在進行數次的化療與手術切除部分病灶後，病情獲得控制。

大腸癌又稱「結直腸癌」，多年來在台灣的發生率始終是癌症排行榜的第一名，更是高居全球第一。會發生原因與飲食習慣、運動量少、菸酒、遺傳基因、肥胖有極大的關聯。在演藝界或政商界等名人如豬哥亮、賀一航、李國修、汪笨湖皆因罹患大腸癌而離世，可惜的是，他們都是拖到末期，轉移至腹腔、肺臟或是肝臟，最後不幸併發肝衰竭或者是多重器官衰竭而過世。

多元化飲食，成為罹癌致病殺手

現代人的飲食習慣早已和我們過去小時候不同，有著很大的改變，也因現代人生活步調快、選擇多元，快速的飽餐一頓遠比均衡飲食來得重要，因此像速食、燒烤、油炸類等飲食便相當盛行，相對的蔬菜水果的攝取量就經常被忽略，這也是爲什麼大腸直腸癌的人數是一年比一年多的，甚至已連續多年蟬聯國人十大癌症的第一名。

比較值得注意的是，早期的大腸癌不會有太多症狀，但可以藉由排便習慣改變、糞便質地或形狀的改變、便血，或是排便時有黏液，甚至是不明原因的貧血或體重減輕等症狀來觀察。

⊙大腸癌高危險群

①五十歲以上之男、女性或大便潛血反應陽性者。

②得過大腸癌。

③得過息肉、大腸腺瘤。

④有八年以上的潰瘍性大腸炎。

⑤得過乳癌、卵巢癌及子宮內膜癌者。
⑥一等親有息肉症。
⑦一等親有大腸癌相關病史。
⑧一等親有二人以上有癌症。
⑨經常攝取高脂肪、高熱量、低纖維食物或嗜菸酒。

腸癌輔助中醫療法，可提高生存率

很多人會有疑問：「癌症看中醫有用嗎？」大腸癌在治療上以根治切除為主，並輔以化療、放療，以及配合飲食營養，也可經過評估再加上中醫藥輔助調理，有助於提高生存率，中醫在這個階段是扮演輔助治療的角色。

中醫在疾病的不同階段皆有不同的治法，並強調「扶正原氣」的重要性，通過「扶正袪邪」來增強患者免疫力，同時也透過樹突細胞引發一系列的免疫反應來作用，進而達到緩解，甚至消除臨床症狀，當然對於改善、減輕放療及化療所出現的噁心、嘔吐、食慾不振等副作用是最突出，是常用的輔助治療方法。

穴道按摩

可在足三里、內關、脾俞、陽膀胱經等穴位處進行「溫灸」。

1. 足三里（圖2-34）

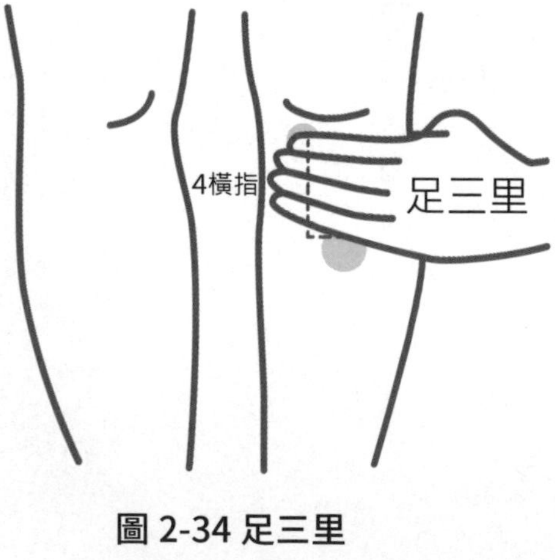

圖 2-34 足三里

位置：足陽明胃經穴位，位於膝蓋下約四橫指、脛骨旁開一橫指處。正坐屈膝呈九十度，手心對髕骨，手指向下，無名指端處即是該穴。

功效：常炙足三里，不僅能提高人體的免疫力，延緩衰老還能養身補氣、健脾養胃、袪病延壽。

2. 內關（圖 2-35）

位置：手厥陰心包絡經穴位，位於前臂掌側面，腕橫紋上兩寸與掌長肌腱與橈側腕屈肌腱之間，手伸平，手掌向上，從橫紋正中往手肘方向二寸，約三指橫寬距離。

功效：常炙關元穴可以刺激任脈、通經活絡、活血補虛、強壯身體內的元氣。

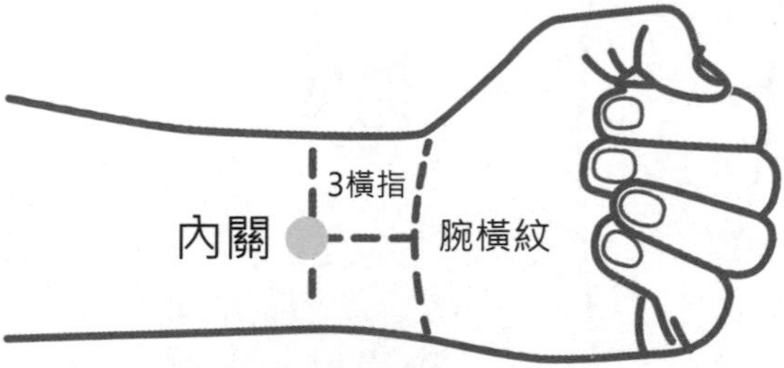

圖 2-35 內關

3. 脾俞（圖 2-36）

位置：脾俞穴在背部，在第十一胸椎棘突下，後正中線旁開一．五寸。屬於足太陽膀胱經穴位。

功效：脾俞是脾的背俞穴。脾即脾臟，俞即轉注，脾俞穴是脾臟濕熱之氣轉輸於後背，由膀胱經透瀉出去的部位，對於大腸癌患者的病氣透發相當有幫助。

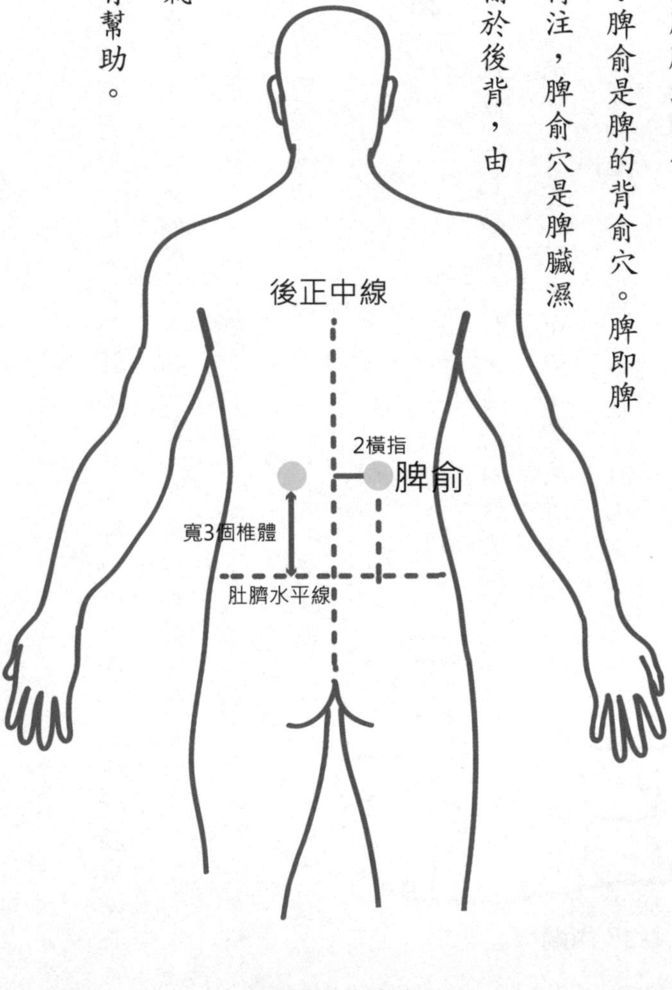

圖 2-36 脾俞

常灸脾俞穴，可以將脾臟中的一些濕熱氣體，輸送到可幫助身體散熱的膀胱經。脾臟本身喜燥惡濕，灸脾俞可以保護脾臟，脾也是人體氣血的生化之源，後天之本，脾臟健康，脾氣充足，則人體的氣血才會更活躍。

灸療與一般針灸的治療效果的不同

俗話說：「三里灸不絕，一切災病息。」溫灸在治療上運用廣泛，尤其補益效果好，有時與藥物和針灸一起搭配能達到不錯療效。

灸療的工具，包括灸條、灸粒、灸療膏、灸餅，甚至是方便使用的暖暖包、智慧灸盒、磁力貼等等，都可以達到類似的效果。

⊙肉蛋健中粥

材料：雞蛋一個，紅蘿蔔三分之一根，菠菜一份，米飯一碗，雞肉湯二分之一杯，鹽巴少許。

做法：

①將紅蘿蔔和菠菜煮熟後並切成碎丁狀，雞蛋打散備用。

②將米飯、雞肉湯和切丁的胡蘿蔔及菠菜倒入鍋中同煮。

③煮沸之後再放入蛋糊並攪拌均勻，酌加適量鹽巴調味，即可食用。

對於腸癌患者的飲食，本身以能強健中焦（脾胃）爲主，促進腸道的吸收力。蛋白質可以提供能量、紅蘿蔔營養豐富，素有「小人蔘」之稱譽，內含β胡蘿蔔素爲脂溶性營養素，不怕長時間加熱，營養不流失。

菠菜中含有大量的β胡蘿蔔素、鐵，也是維生素B6、葉酸、鐵和鉀的極佳來源。其中豐富的鐵對腸癌貧血有改善作用，能令人面色紅潤、養血養顏。做成粥品，也符合腸癌患者飲食宜好消化吸收之目的。

預防大腸癌發生，應從飲食著手

要預防大腸癌發生，應從飲食習慣改變著手，立刻改善生活作息爲首要，並且要適量補充膳食纖維、蔬果。值得注意的是，許多營養學家常說多補充膳食纖維可以幫助腸道蠕動、促進排便，能減少食物停留腸道而引發變質的機率。

雖說蔬果中多酚類、茄紅素或者類黃酮素等可以增加抗氧化能力，但多吃蔬果或只吃素並不代表就能與大腸癌絕緣，在門診中也見過長期茹素的大腸癌患者，容易因營養不均而虛弱，不但身體免疫力低下、營養不足而反覆性感冒，甚至血紅素低到七左右（成年男性低於十三g／dL、女性低於十二g／dL就可稱之爲貧血），導致腸道細胞長期屬於缺氧狀態，如此人體抑制癌細胞分裂的自我檢測機轉也會受到影響，誘發腸道基因突變。

另外一部分就是生食的飲食習慣，尤其是女性，輕食已蔚爲風氣，其實生吃蔬菜除了帶著一定的感染風險外，也隱藏了許多生物性的危害風險，舉例來說，昆蟲爬過的菜葉可能會布滿寄生蟲與蟲卵，對於免疫力較差的病人、老人和小孩，更不建議生食，否則感染機率則會再提高，還是建議吃熟食比較安全。

便祕

小美是位非常愛漂亮且注重身材的OL上班族，美麗的臉蛋上總是塗著一層厚厚的粉餅，為了是要遮蓋臉上一直冒出來的斑斑點點，平時也擔心臉和腳的浮腫而不太敢多喝水。有天同事發現她大腹便便，以為小美懷孕了，一問之下才知道她已經一星期沒有排便了，而且瀉藥越吃越重，排便也不見順利，難怪小美整個人氣色、口氣都不是很好。經過中醫一段時間調養，並搭配喝水與飲食習慣後，小美不再為便祕而困擾、氣色更逐漸恢復亮麗，臉上的斑點也因此而變淡，現在的小美再也不用濃妝打扮嘍！

會造成便祕的主要原因，是糞便在腸內滯留的時間過久，使排便的時間周期延長，或導致糞便過於乾結，排出時困難。

便祕的定義

到底怎麼樣才算是便祕？其實只要排便時間規律、形狀正常，基本上都不算便祕。但如果在三個月內至少出現以下兩種情況，就應視爲便祕。

①排便感到費力。
②需要用手輔助排便。
③排便後，有排不乾淨感。
④每周排便少於三次。

⑤大便乾結、很硬。

有便祕患者的特徵

1. 不喜歡喝水的人

每天至少要喝進體重乘以三十三倍到四十倍的水量（一日飲水量＝體重×三十三～四十），最少要三十三倍體重量的水，最多喝到四十倍體重量的水，才足夠一天的基礎代謝能量使用，大便才不會乾硬，且排放時較不困難而容易排出，進而減少痔瘡發生的機率。

2. 纖維攝取不足或過量

許多患者都以爲每天攝取大量的纖維質就能夠幫助排便順暢，這個觀念只對了一半！由於纖維在大便中有吸水的功用，能讓糞便濕潤軟化，大便可順暢的排出。但若進食過多的纖維，腸道水分卻不夠多，也會造成排便困難。因此建議喜歡吃大量蔬果幫助排便者，一定要搭配大量水分或食用加一些橄欖油、印加果油，纖維質會比其他食物更快速膨脹，繼而刺激腸壁引起便意，就能隨時清理宿便，幫助腸道暢通無阻。

3. 不愛運動

運動可以促進身體新陳代謝、活絡筋骨、強化肌力，也能促進腸道蠕動。現代人的通病大多是上班族久坐辦公室、沒時間運動、工作壓力大，忙起來連大便小便的時間都省去，反而讓便意稍縱即逝，很容易導致便祕問題。

4. 減肥一族

「熟女來看便祕」在門診已經是習以爲常的事，這類型的患者大多數都有愛美又不運動的天性，想靠著「節食」來減肥，食量大減的結果，也造成腸道蠕動減少，腸道沒有足夠食物殘渣刺激它蠕動，就會引發便祕。

食物從入口開始，腸道就會接收到訊號，透過胃部的反射帶動蠕動。一方面，吃進去的東西太少，食物殘渣就會減少，殘渣體積太小就不能夠刺激大腸蠕動，繼而導致便祕。另一方面，食物攝入量少，鉀、鈣、鎂的攝入也會隨之減少，肌肉張力不夠，腸道不能夠很好的收縮，也會導致便祕。

5. 三餐不定時

廣告中的「老外」，指的就是——三餐老是在外食的人，這些人很容易有一餐沒一餐，忙起來就不吃飯，閒的時候狼吞虎嚥，讓腸胃工作時間變得不規律，久而久之形成便祕。

6. 女性經期前

經期前女性體內會大量分泌黃體素，使得子宮內膜增厚以利胚胎著床，但卻會抑制大腸蠕動，因此有些女性於經前會出現便祕困擾。

7. 懷孕後期

懷孕後期，因爲胎兒下降至骨盆腔，使得增大的子宮壓迫到直腸，再加上黃體素增加而抑制腸蠕動，輕則便祕，重則引發痔瘡。

8. 兒童

兒童因脾胃系統尚未發育完全，所以容易出現便祕問題，建議要多補充水分，或適時給予益生菌補充腸道的好菌。

9. 老年人

老人虛祕型便祕在門診很多見，隨著年齡增長，身體機能降低，消化功能也變慢，若缺乏運動，便腹肌無力，或因氣虛的問題，排便自然不順。

穴道按摩

1. 合谷（圖2-37）

位置：大拇指與食指虎口，在第一、二掌骨之間，靠近第二掌骨的中間點，左右各一。

功效：有腹脹、大便不順暢時，按壓後可立即改善。

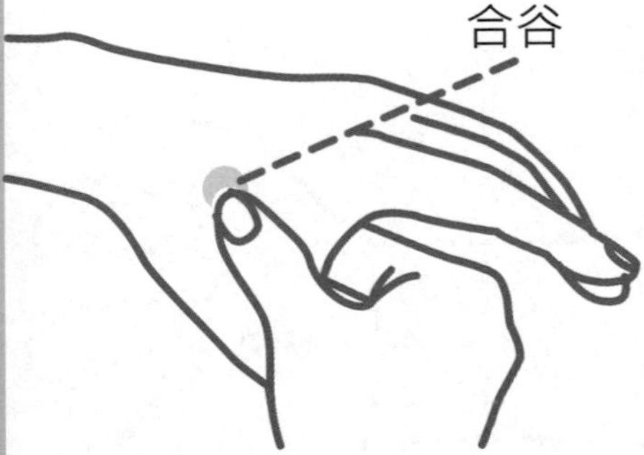

圖 2-37 合谷

2. 內關（圖2-38）

位置：內腕橫紋（約三指橫寬），手臂二條筋之間的地方，左右各一。

功效：有腹脹、大便不順暢，可立即按壓舒緩不適。

3. 中脘（圖2-39）

位置：在身體的中心線上，距離肚臍上方約四寸（六指橫寬）的位置。

功效：有任何腸胃不適的症狀，都可按壓此穴，邊壓邊吐氣。

4. 太衝（圖2-40）

位置：位在腳的大拇指和腳食趾的趾縫間，從凹陷處往腳背方向約一寸

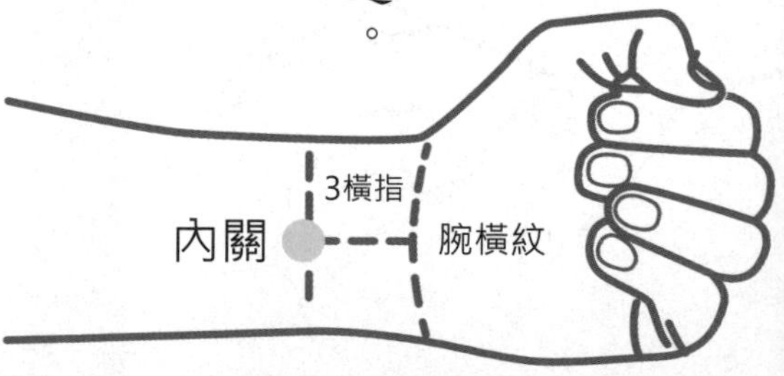

圖 2-38 內關

半（約大拇指寬）的距離，左右各一。

功效：可刺激自律神經機能，調整腸胃。

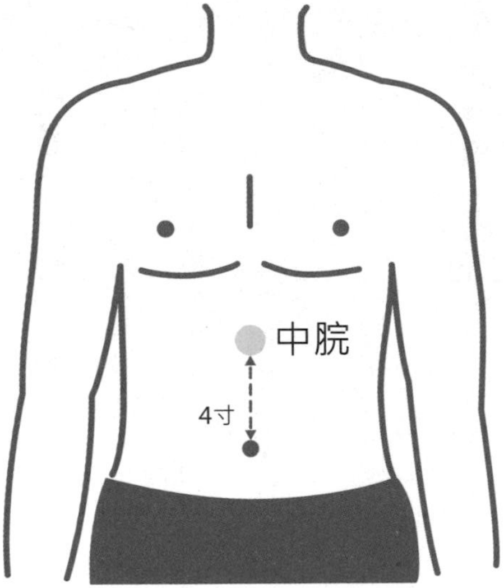

圖 2-39 中脘

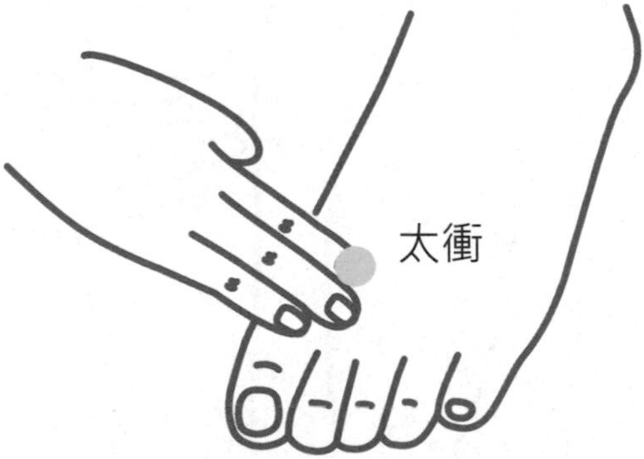

圖 2-40 太衝

5. 足三里（圖2-41）

位置：位在膝蓋外側凹陷約三寸（四指橫寬），也就是外膝眼，左右各一。

功效：是治療脾胃疾病和精神疾病最重要的穴位，可調節消化功能，使腸胃獲得舒緩。

6. 大腸俞（圖2-42）

位置：距離四、五腰椎棘突間凹陷兩側約一寸半（約大拇指寬）的地方，左右各一。

功效：多加按摩，可以調整消化功能。

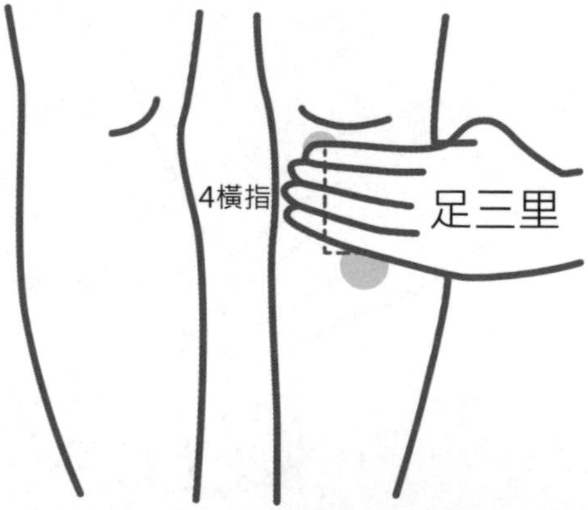

圖 2-41 足三里

中藥助便方

1. 黑芝麻蜂蜜膏

作法：將炒熟的黑芝麻六十克、杏仁十克、桑椹子十克，全部搗碎後，

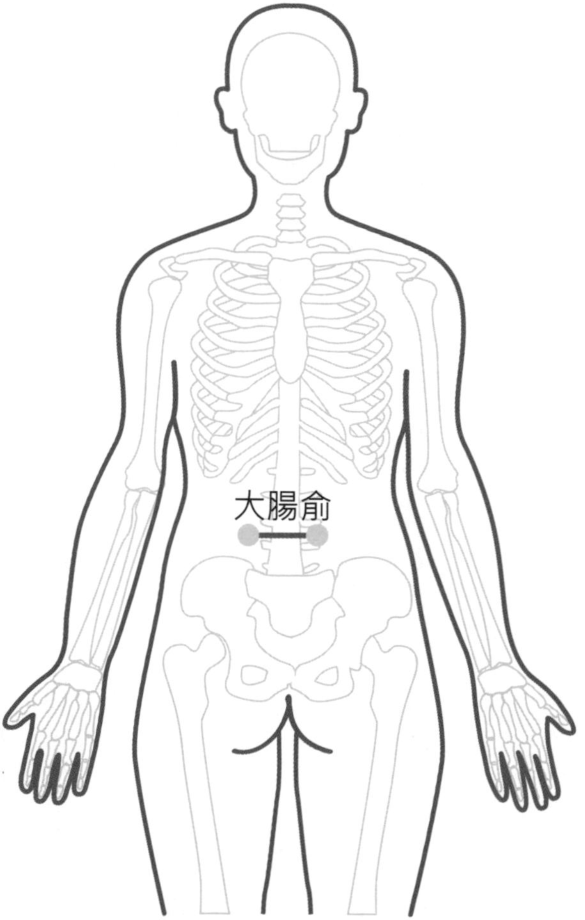

圖 2-42 大腸俞

再加入一～二匙的蜂蜜調成濃稠狀。

服用方法：每日服用一～二次。

2. 何首烏飲

作法：生何首烏二十克，加入三百CC的冷水在陶鍋或瓷鍋中（或市售煎中藥的專用壺），大火煮沸後轉至小火，煎至鍋內水分爲原水量的三分之一左右，即可熄火，去渣後溫熱服用。

禁忌：千萬不可以使用鐵或鋁材質的鍋具煎煮中藥，會降低藥材的療效。

3. 黑白木耳蜂蜜飲

材料：白木耳六十克、黑木耳六十克、黃耆十五克、枸杞十五克。

作法：將材料洗淨，放入鍋內用八百CC～一千CC水煮沸，摻入適量蜂蜜，此爲一日量，分二～三次服。

腹瀉

一位三十多歲的電腦工程師，他的父母身材中等，兩位兄長都是體質壯碩，偏偏只有他是體瘦如柴，原來他一直有個困擾，就是長期腹瀉。每回和家人或同事聚餐，返家後偏偏只有他頻頻跑廁所，讓他不敢進食，更懷疑自己是不是罹患什麼重大疾病！其實這位工程師在中醫上是屬於脾虛濕盛的體質，後來經過調養和穴位按摩，腹瀉的症狀不但改善許多，胃口也變得比較好，漸漸地體型也變得壯碩英挺。

腹瀉在中醫上稱為「泄瀉」，《內經》多以泄瀉和大便性質來分類，因此有飧瀉、洞瀉、溏瀉、水瀉、濡瀉等等，也有則從臟腑立論，分為胃瀉、大腸瀉，小腸瀉。人體胃腸道功能包括分泌、消化、吸收和運動，只要任何一種功能發生障礙時，也都會引起腹瀉。

腹瀉的症狀

腹瀉是指排便次數增加，且糞質清稀，正常的糞便應說是軟硬適中的條狀，但腹瀉的人會排出鬆軟水樣不成形的糞便，偶而會有噁心感。腹瀉最常見的原因是吃進不乾淨的食物，造成腸道蠕動太快，使糞便通過腸子的時間因而縮短，症狀輕微約二～三天就會自行恢復。若是有長期腹瀉的症狀，代表腸胃功能失調。

外感病因辨證分爲濕、火、氣、痰、積等腹瀉。以內傷分型，如脾虛腹瀉、腎虛腹瀉、肝脾不和腹瀉、食積腹瀉等。也就是說，中醫認爲不管是外感（西醫所謂病毒或細菌感染）或六淫（風寒暑溼燥火）七情（喜怒憂思悲恐驚），都可能造成腹瀉。

腹瀉，分為急慢性

可分爲急性與慢性。急性腹瀉的常見原因是「感染」，主要是不當飲食中的病毒和細菌感染，多屬實熱造成，繼而刺激腸道使蠕動加快，水分來不及吸收，且受到腸道刺激分泌大量的水分，糞便在腸道通過的速度加快，排出含大量水分的水樣糞便。

慢性腹瀉通常是虛、寒所引起的，多呈現便稀且大便次數增，甚至帶黏液、膿血，並持續超過三十天以上的症狀。現代人常見長期腹瀉的原因像是與情緒壓力有關的大腸激躁症、喝牛奶就會腹瀉的乳糖不耐症，有些是為了減肥而使用輕瀉藥，又或者是因便祕而長期吃軟便藥都可能造成長期腹瀉。

要注意的是若慢性腹瀉時間久了，很容易引起小腸發炎的病變，患者會出現肚臍周圍的腹部疼痛、餐前或餐後大便量變多、便色淺、次數則可多可少。

長期腹瀉有可能形成中醫常見的「脾氣下陷」或「腎虛泄瀉」。脾氣下陷是指腹瀉症狀，可見大便軟散不成形、泄後脫肛、泄後大汗出、頭暈心慌、面色蒼白。而泄瀉久病累及腎氣，而造成腎氣虛衰引起的腎虛泄瀉，症狀包括下肢冰冷、腰痠明顯、女子白帶多且清澈如水、男子遺精、男子不孕等症。

中醫治療慢性腹瀉，主要是依臨床根據四診八綱來辨證論治，把腹瀉的原因分爲脾胃虛弱、腎陽虛弱、肝鬱乘脾、濕熱下注、寒濕困脾、傷食等不同原因。中醫會因不同的原因而有對應方藥，像是脾胃虛弱者，可用蔘苓白朮散或補中益氣湯，來強健脾胃、利水滲濕、益氣健脾、健脾止瀉。

寒濕困脾的人，可用藿香正氣散、四君子湯、六君子湯來祛濕健脾和胃。腎虛泄瀉的人則用四神丸來固澀止瀉、補中益氣。濕熱下注者，用葛根芩連湯來清熱利濕。傷食症的患者，則用保和丸來消積聚、和腸胃。肝鬱乘脾者例如大腸激躁症，則用痛瀉藥方來疏肝理氣。

穴道按摩

1. 中脘（圖2-43）

位置：位在身體中心線上，距離肚臍上方約四寸（六指橫寬）的地方。

功效：可以調節腹部內臟的自律神經叢。

2. 氣海（圖2-44）

位置：位在肚臍下方一寸半（大拇指稍寬）的地方。

功效：氣海爲元氣之海，對治療虛寒導致的腸炎具有功效。

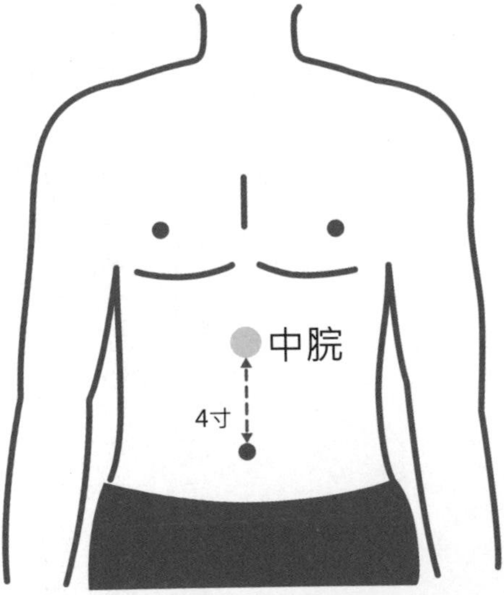

圖 2-43 中脘

3. 足三里（圖 2-45）

位置：位在膝蓋下方凹陷處約三寸（四指橫寬），也就是外膝眼下，左右各一。

功效：舒緩慢性腹瀉不適的症狀。

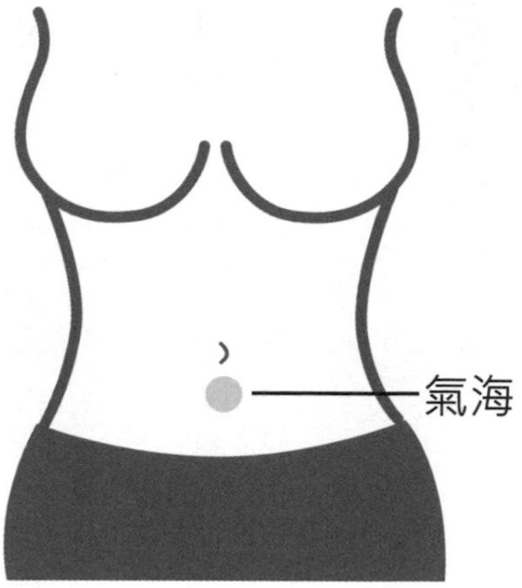

圖 2-44 氣海

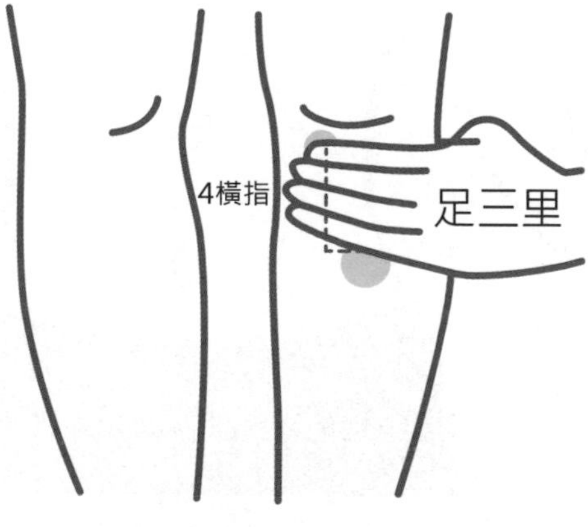

圖 2-45 足三里

4. 天樞（圖2-46）

位置：肚臍兩旁約兩寸（三指橫寬）的地方，左右各一。

功效：可以促進腸胃蠕動、治療消化系統有關疾病。

5. 三陰交（圖2-47）

位置：位在腳踝內側骨頭凸出處的上方約三寸（四指橫寬）的骨頭後側邊緣，左右各一，按壓時會有痠痛感。

功效：三陰交是肝、脾、腎三經的交會處，對於腹瀉、腹脹、消化不良、胃腸

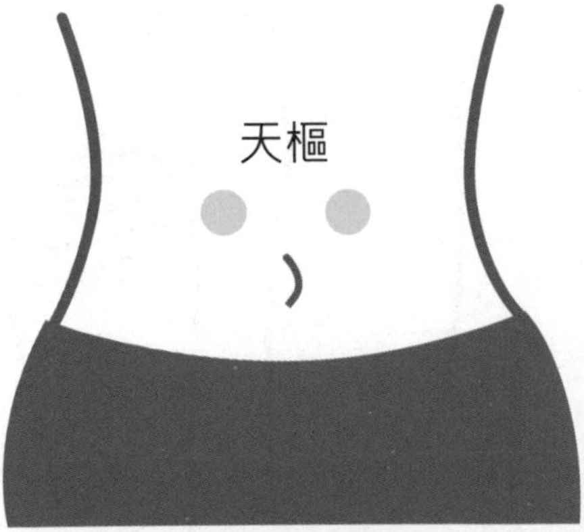

圖 2-46 天樞

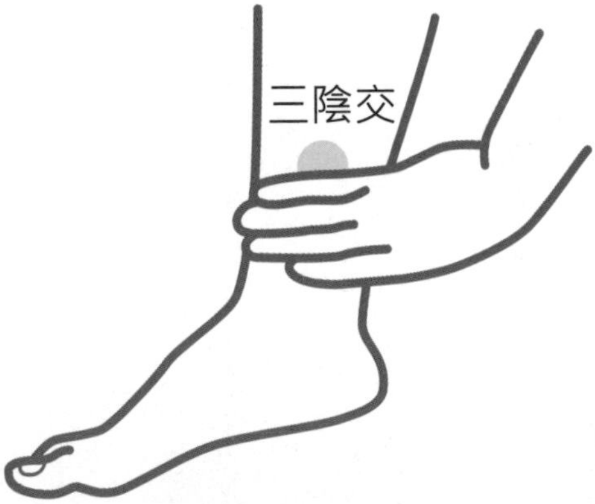

圖 2-47 三陰交

虛弱，經常按壓會有改善的效果。

6. 脾俞（圖 2-48）

位置：距離第十一胸椎兩旁一寸半（二橫指寬）的地方，左右各一。

功效：主治脾胃疾病，能緩解脾虛的症狀。

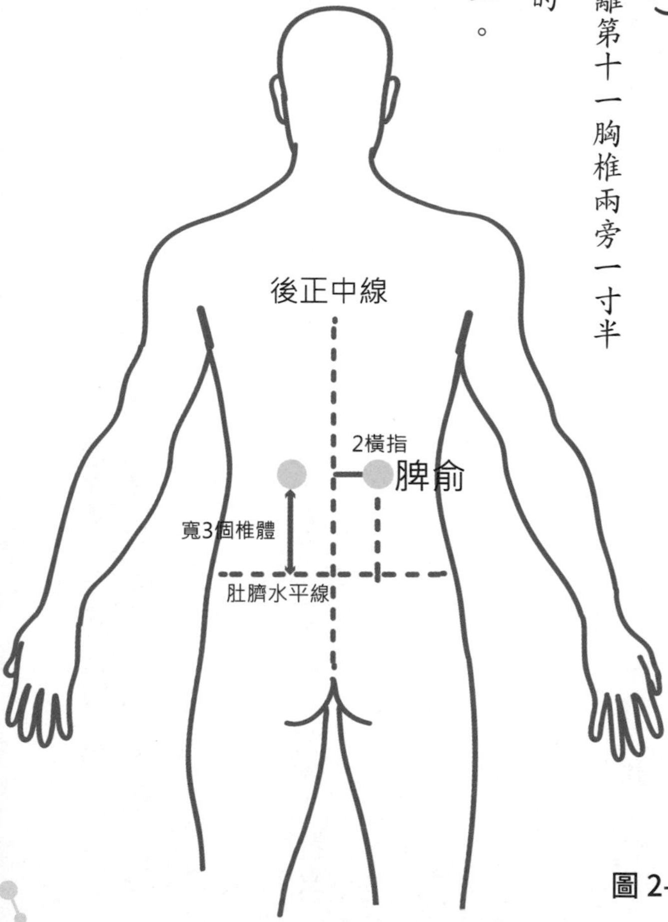

圖 2-48 脾俞

⊙白朮茯苓山藥茶

材料：白朮十五克、茯苓十五克、山藥十五克、紅棗五～六顆、荷葉十克。

作法：

①將白朮、茯苓、山藥洗淨，再炒過。

②紅棗、荷葉以五百CC水煮沸。

③將炒過的白朮、茯苓、山藥放入紅棗荷葉水中煮沸後，燜十分鐘後，即可飲用。

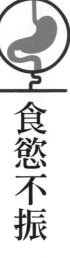

食慾不振

八十歲的張奶奶雖然年事已高，但身體算是挺硬朗的，不僅耳聰目明，腦筋也清清楚楚，十幾個孫子名字個個都記得住，餐餐吃下兩碗飯都不成問題。某天張奶奶的媳婦發現，婆婆胃口不再像以往這麼好，整個人慵慵懶懶、提不起勁，說話顛三倒四，睡覺的時間也越來越長。家人趕緊把張奶奶送院檢查，從核磁共振（MRI）中發現張奶奶脖子的血管有堵塞並已有輕微的小中風。經藥物治療一段時間後，張奶奶的食慾仍然無法像以前一樣，整個人漸漸消瘦。後來媳婦諮詢中醫師，並每日幫婆婆按摩脾胃穴位，張奶奶的進食情況才逐漸好轉起來。

食慾不振在中醫認爲以「脾胃不和」證名。在《明醫指掌》一書裡有描述「脾不和，則食不化；胃不和，則不思食。脾胃不和則不思而且不化」。

脾胃不和影響食慾

所謂的「脾胃不和」，講的便是升降、受納運化的失調。臨床上凡能引起脾胃功能失調的原因，包含飲食不節或不潔、思慮太過、勞累過度、情緒過於亢奮或服用過多瀉下或湧吐（催吐藥）的藥物，都可能導致脾胃不和而食慾不振或消化不良。

中醫認爲脾胃共同主持對食物的消化以及吸收，但在生理功能上各有特點，胃主受納水穀精華，脾主運化飲食；胃氣主濁降，使食物及其糟粕得以往下運行，脾氣主升清，使飲食之精華得以營養全身；胃喜潤惡燥，脾喜燥惡濕。

也就是說，脾主運化是將飲食化生成爲人體的精、血氣、津液得以營養全身，所以脾爲後天之本。若長期因生病、情緒困擾、工作壓力，很容易導致脾的消化飲食和運送營養精華的功能下降，造成食慾不振的情況出現。

食慾不振的原因

任何疾病都有可能使患者失去了胃口，從最常見的感冒、腹瀉，到慢性疾病如糖尿病、肝病、心臟病、腎臟病，或免疫系統疾病、癌症等等，都有可能讓食慾減退或吃不下的困擾。

此外，情緒上的困擾也會失去胃口，例如壓力、緊張、憂鬱、焦慮、憤怒、精神上創傷等等。另一種常見的是藥物副作用，例如抗生素、止痛藥、阿斯匹靈、類固醇、愛滋病、阿滋海默症用藥等等，都可能引起食慾不振。

特別有食慾不振的族群

❶ **長期睡眠品質不佳、工作壓力大、情緒起伏大、精神疾患：**食慾是由腦部來控制，因此長期生活工作壓力大或是睡不好的人，都對食慾有很大的影響。

❷ **老人：**很多老年人都因患有慢性疾病，而需要長年服用藥物來控制

病情的惡化，但其實很多藥物都有對消化道方面產生影響的副作用，這都會導致老人家的食慾下降。除了藥物的影響外，有一些老年人因牙齒鬆動或者脫落，影響了他們對食物的咀嚼功能，味覺也會逐漸消失，同樣也會影響飲食和食慾。

❸ **冠心病**：當心臟功能不全時，一方面除了會使胃腸道供血不足，而導致消化能力下降，引起食慾不佳，另一方面，胃腸道內血管的瘀血也會抑制食慾。

❹ **肝膽疾患者**：中醫認爲肝木剋脾土。當肝氣不暢或肝氣橫逆時，也會導致胃口不佳。

穴道按摩

1. 魚際（圖2-49）

位置：在大拇指根部，觸摸到邊緣隆起的部位，形狀就像是魚腹的邊緣，左右各一。

功效：可達到益氣、健脾、健胃的效果。

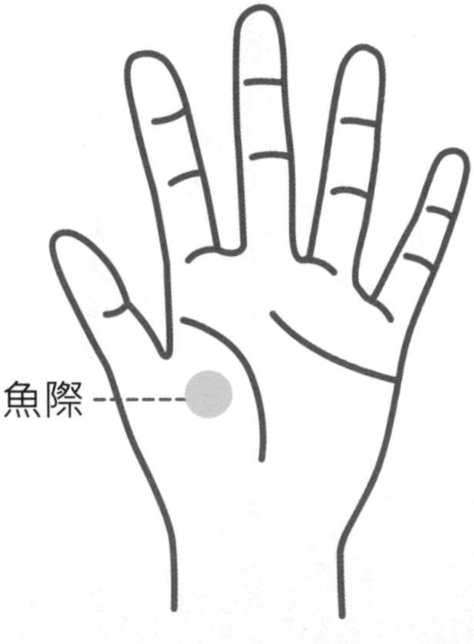

圖 2-49 魚際

2. 中脘（圖2-50）

位置：位在身體中心線上，距離肚臍上方約四寸（六指橫寬）的地方。

功效：強化身體內臟功能，並可益氣健脾。

3. 足三里（圖2-51）

位置：位在膝蓋下方凹陷處約三寸（四指橫寬），也就是外膝眼下，左右各一。

功效：可以改善胃部的虛弱情形。

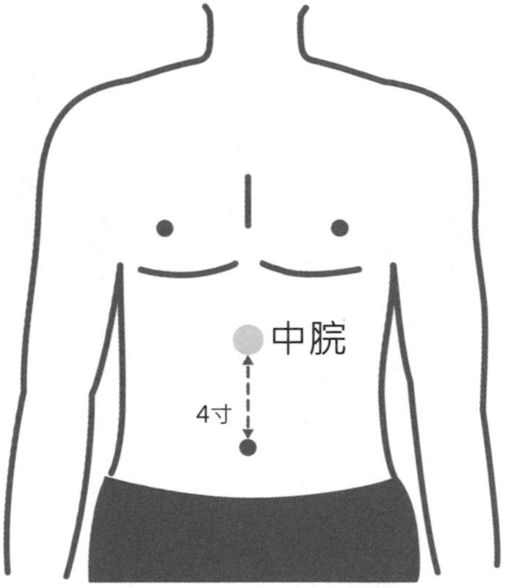

圖 2-50 中脘

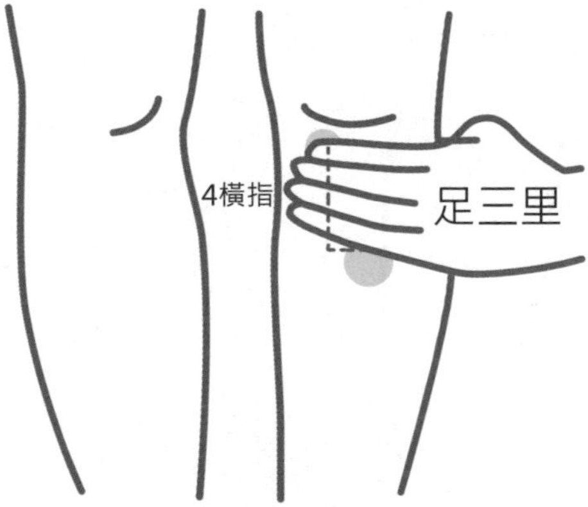

圖 2-51 足三里

4. 脾俞（圖 2-52）

位置：位在第十一、十二胸椎棘突凹陷兩旁一寸半（二橫指寬）的地方，左右各一。

功效：改善食慾不振。

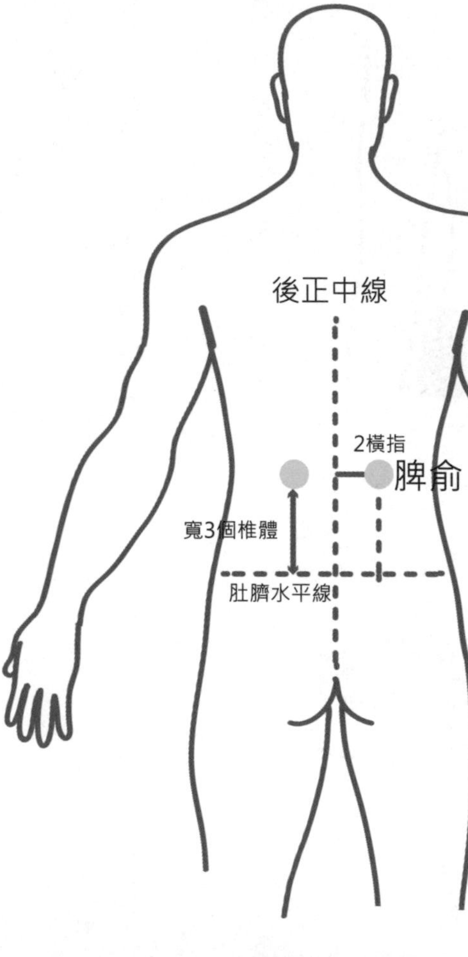

圖 2-52 脾俞

中藥藥膳

⊙四神健脾開胃粥

材料：山藥五十克、薏苡仁十五克、芡實十五克、茯苓十五克、黨蔘十五克、白扁豆十五克、蓮子十五克，適量白飯。

作法：

① 將所有藥材洗淨，其中把薏苡仁及芡實洗淨後，放水浸泡，再冰入冰箱半小時，有助其有效成分煎煮出來。

② 山藥削皮切塊，備用。

③ 將所有藥材放入鍋中（山藥先不要放），並加水高過食材約一食指節高度，加熱煮滾後蓋上鍋蓋，轉最小火，約煮二～三分鐘後，熄火。

④ 打開鍋子放入削皮切塊的山藥與適量的白飯，再以中火煮至水滾

後，關火燜十五分鐘即可起鍋。

四神湯入脾胃經，是中醫的健脾食方，有益氣、健脾、養胃、祛濕的作用。值得注意的是，四神湯雖是隨處可見的民間小吃，幾乎人人都適合，從小孩轉骨、開脾胃，到大人補脾胃、補中氣、安心神，皆適宜，但因裡面的藥材仍有多量的澱粉質，建議血糖不穩者，可喝湯，少吃裡面的蓮子、茯苓、淮山、芡實等材料，芡實則可以用薏仁取代。

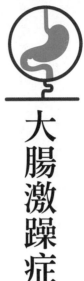

大腸激躁症

剛退伍不到三個月的少偉，沒多久就順利應徵到房仲擔任業務員，才短短半年的時間就有相當優異的成績。可是少偉並沒有因此而高興，反而這份工作的緊張、高壓，讓他的腸胃出問題！經常飯吃到一半，就跑去廁所大便，或是在會議前又要跑好次的廁所，時而拉、時而便祕。不時腸子裡總有過多的脹氣讓他不舒服，要不就是肚子一直有腸鳴聲，很多人以為是他常肚子餓，這種情況實在讓少偉感到困擾。檢查後少偉正是典型的大腸激躁症。在藥物治療一陣子後症狀仍未明顯改善，只好請中醫師教他按摩穴位來緩解不適的症狀。

大腸激躁症（Irritable Bowel Syndrome，IBS）是以反覆腹痛、腹脹、排便習慣改變爲主要臨床表現的腸道功能紊亂性疾病。基本上只要在過去十二個月，至少有十二週或超過十二週感到腹部不適，反覆出現以下症狀，即可判斷患者可能得了大腸激躁症。

大腸激躁症症狀

① 頻繁出現腹痛或脹氣，但排便後即可改善。

② 排便次數改變，一周便祕次數超過三次，或是一天腹瀉多過三次。

③ 大便形態改變，可能出現硬塊、軟便或水便。

④ 排便的情況改變，患者可能需要很用力排便，或是排便時常有急迫感或常覺得排不乾淨。

⑤ 糞便容易出現如鼻涕狀的黏液，或是解出黏液狀的糞便。

台灣腸躁症，女高於男

腸躁症（激躁症）的類型可分為「腹瀉型」、「便祕型」、「混合型」和「不確定型」四種類型，其中以腹瀉型占比最多，不確定型最少。目前在台灣發生腸躁症的比例將近二〇％，且女性發作率高於男性。

依《中西醫病名對照大辭典》中，腸躁症並無直接中醫病名對應，但可將腸躁症的「腹痛、腹部不適」等症狀歸為「腹痛」範疇。將「大便糞質清稀」症狀歸為「泄瀉」；將「排便困難、糞便乾結」歸為「便祕」範疇。

中醫把腸躁症分為六個證型，分別為：「脾虛濕阻」、「脾腎陽虛」、「脾胃濕熱」、「肝鬱脾虛」、「腸道燥熱」、「肝鬱氣滯」。前四種證型的患者，主要表現為腹瀉和腹部不適，後兩種證型的患者主要表現為便祕。

在門診遇到的患者，絕大多數屬於「肝氣犯脾，土虛木乘」的肝鬱脾虛型，根據中醫的理論，肝脾二臟，相制相成，五行中肝屬「木」，生理功能方面肝又主「藏血」，體陰而用陽，喜條達而主疏泄，可調暢全身上下的氣機，肝氣的暢達與否，直接影響脾胃消化吸收及運化水濕的功能。

五行中脾屬「土」，爲氣血化生之源，主清氣升清而可運化水濕。換句話說，體質偏於脾虛者，本身腸胃功能不好，若受到情緒的波動或工作壓力影響，就容易造成肝失疏泄而影響脾胃功能，也因此會有反覆腹瀉或便祕的情形發生。

日常飲食習慣的保養

中醫認爲肝主神經，肝的疏泄功能失調影響脾、胃、大腸、小腸的運化。平時腸胃功能消化不好的人，更易受環境、情緒等因素影響，所以要先強健脾胃的功能。

①少吃刺激腸胃的食物，例如：酒和含咖啡因的飲品或大蒜與洋蔥。

②少吃易產氣的食物，例如：牛奶、乳酪、碳酸飲料與各種豆類製品。

③少吃不易消化的食物，如糯米類。

④腹瀉型患者少吃高纖、有潤腸效果的食物及寒涼瓜果，如筍、黑白木耳、秋葵、鳳梨、木瓜、火龍果、奇異果等，反之便祕者倒是可以多攝取這些食物。

⑤應避免過冷、過熱兩種極端溫度的食物。

由於壓力與腸道的蠕動有密切關係，若每天都工作生活在高壓的環境者，更容易罹患大腸激躁症。經常需要加班的上班族，應適當的舒緩身心，養成每日運動的習慣，才能讓腸道不致太過於活躍、不安。

穴道按摩

1. 中脘穴（圖2-53）

位置：在身體中心線上，距離肚臍上方約四寸（六指橫寬）的位置。

效果：有改善消化道疾病、理氣解鬱等效果。

手法：仰臥，以拇指指腹推

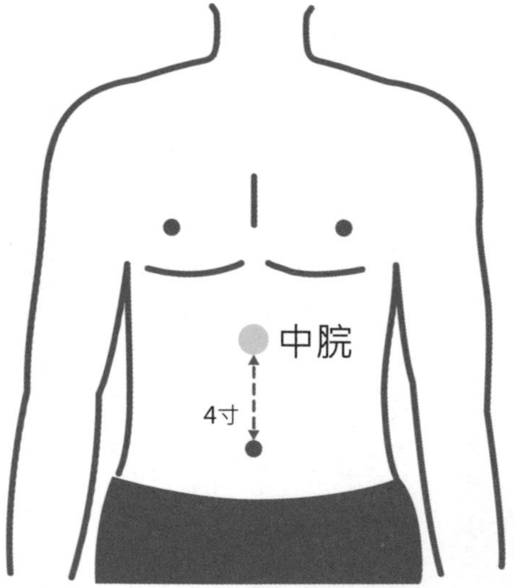

圖 2-53 中脘

進，再輕輕向下揉壓。

2. 氣海（圖 2-54）

位置：肚臍下方寸半（約大拇指稍寬）的地方。

效果：改善消化道疾病。

手法：以拇指指腹做直線推進，輕輕向下揉壓。

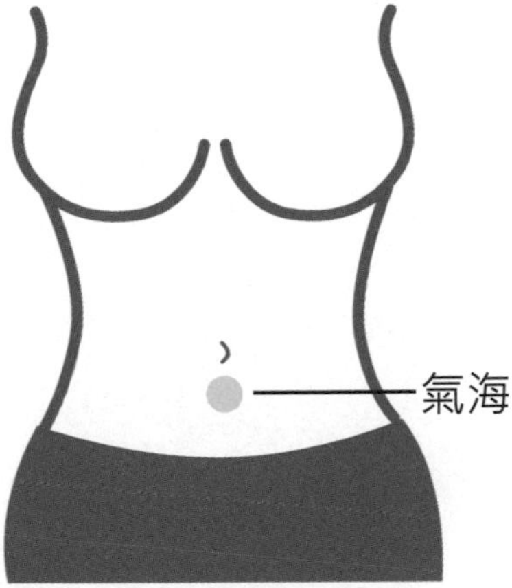

圖 2-54 氣海

3. 關元（圖2-55）

位置：在肚臍下方三寸（四指橫寬）的地方。

效果：調整腸胃、消除疲勞。

手法：以拇指指腹做直線推進，輕輕向下揉壓。

4. 天樞（圖2-56）

位置：位在肚臍旁約兩二寸（三指橫寬）的地方，左右各一。

效果：促進腸胃蠕動，改善消化道的疾病。

手法：用手掌掌面，在腹部順時針輕輕按摩。

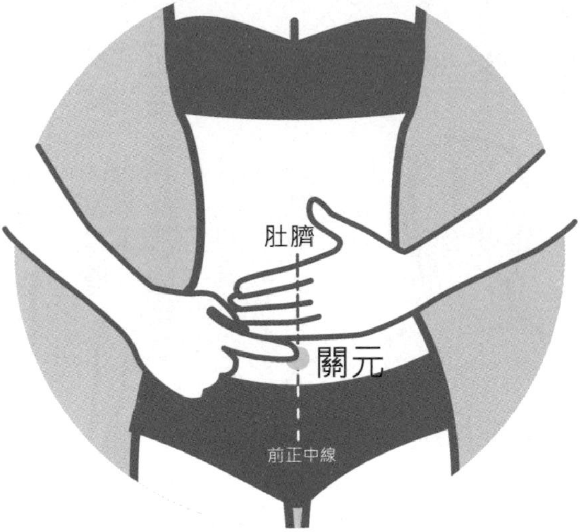

圖 2-55 關元

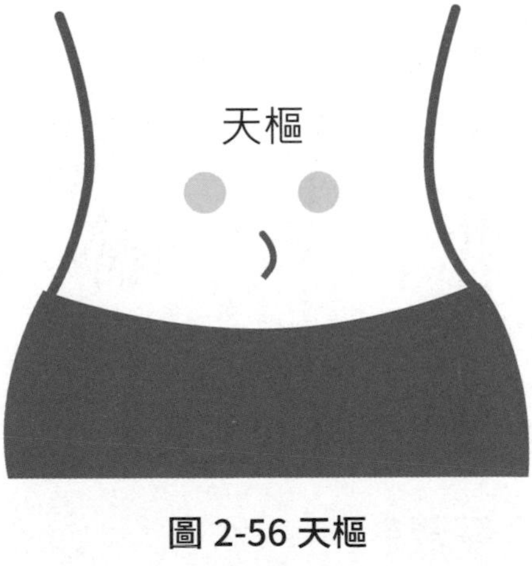

圖 2-56 天樞

5. 脾俞（圖 2-57）

位置：位在距離十一、十二胸椎棘突之間凹陷兩旁一寸半（約二橫指寬）的地方，左右各一。

效果：可以消除腹脹、改善食慾不佳、腹瀉引起的虛弱體質。

手法：用指腹逐漸加壓，待有痠脹感時逆時針按摩慢慢往四十五度外推。

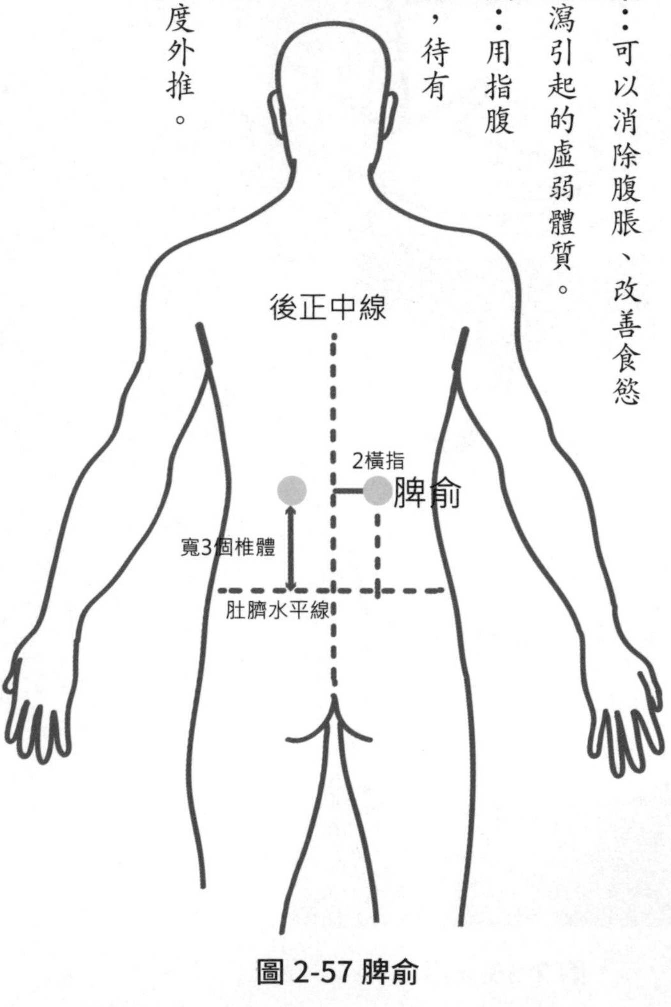

圖 2-57 脾俞

6. 大腸俞（圖 2-58）

位置：位在第四、五腰椎棘突間凹陷兩旁一寸半（約大拇指寬）的地方，左右各一。

效果：消除腹脹、腹痛、腹瀉、腸鳴。

手法：用指腹逐漸加壓，待有痠脹感時逆時針按摩，再慢慢往四十五度外推。

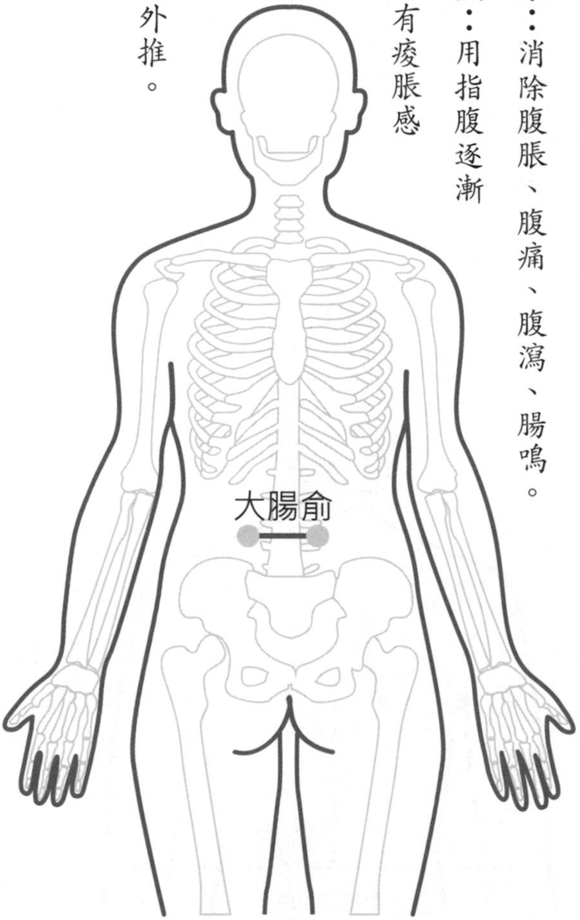

圖 2-58 大腸俞

7. 腎俞（圖2-59）

位置：位在第二腰椎棘突下方兩旁約一寸半（約大拇指寬）的地方，左右各一。

效果：可消除腹脹、腹瀉。

手法：用指腹逐漸加壓，待有痠脹感時逆時針按摩，再慢慢往四十五度外推。

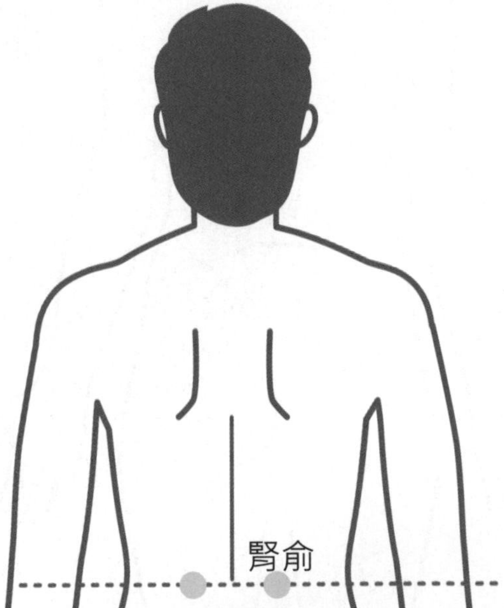

圖 2-59 腎俞

推薦料理

⊙紅藜南瓜蕈菇蒸飯

材料：白米四分之三杯、紅藜米四分之一杯、水一杯、中型南瓜二分之一顆、金針菇二分之一包、秋葵八～十條、日式醬油二大匙。

作法：

①將白米、紅藜放在網篩中，以流動的清水洗淨，備用。

②南瓜外皮用刷子洗淨，切小塊，備用。

③將白米、紅藜、水、日式醬油、南瓜、金針菇、秋葵，放進電子鍋內鍋，按下炊飯鍵準備蒸煮。

④待電鍋開關跳起後，再燜煮約十分鐘即可食用。

⊙食材介紹

南瓜：性溫味甘，入脾、胃經，具有補中益氣的作用。

秋葵：性寒味甘，具健脾、潤腸通便、清利濕熱的效果。

小兒常見的脾胃疾病

一直以來，在門診中常常會有家長問我：「小朋友到底幾歲可以看中醫？」其實只要有醫療上的需求，甚至連新生兒都可以餵食中藥，我們也可以觀察到現在有越來越多小小孩願意來看中醫門診，越來越多小朋友喜歡吃中藥，甚至比大人還會吃中藥。

在門診中最常遇見的小兒腸胃疾病排名第一的是「吃不胖」，第二名是「便祕」。中藥調理腸胃是站在「輔助」的角色，幫助身體恢復原有的機能。便祕者就促進腸胃蠕動，腹瀉者就緩和腸道蠕動過快，使腸胃功能恢復至中和部位。此外也發現，長期吃西藥治療感冒或腸胃炎的小孩，手腳冰冷的情況會比吃中藥的小孩嚴重。

除了吃中藥外，小朋友的副食品也可以用藥膳加入菜餚，譬如說蔘苓白朮散、四君子湯、六君子湯、香砂六君子湯等，都是相當好的副食品湯底，不僅對脾胃特別好，手腳也不會有冰冷的情形出現。

孩子吃不胖，千萬別讓他補過頭

有關孩子脾胃的問題，最多的就是「吃不胖」！

在雲林的門診中曾收治過一名小學三年級、九歲左右的孩童，初診時是由阿公、阿嬤帶來看診，雖然已經國小三年級了，但外表看起來相當瘦弱，就像是幼稚園的小孩，性格也有點畏縮，看診時一直躲在阿公的身後。

就因他弱不經風的身軀，鄰居們總是跟阿公、阿嬤說這個孩子是欠缺營養，所以孩子從小就開始吃一堆補品，像是高麗蔘、黃耆、粉光蔘、鹿角膠、雞精等等，每餐從來沒少吃過，但補到最後，孩子非但不長肉，反而在小學的年紀竟然臉上長了滿臉青春痘。

中醫有所謂「瘦人多火，肥人多痰」的說法，體型瘦弱不一定虛症，肥胖的人不一定是實症，不能瘦弱進補，不能見胖則瀉火，應該根據中醫辨證論治病人當下的體質虛實，虛則補之，實則瀉之，亦即「謹守陰陽，以平爲期」的意思。

臨床上常見吃不胖的患者

1. 腸胃食積型

這類型的患者食量小，且很容易就飽，外型上肚子都大大的，而且上出來的糞便氣味偏酸或質地偏硬，最主要的原因是零食多食、不吃正餐、飲食不定時或常暴飲暴食。臨床上中醫用「保和丸」加減神麴、麥芽、雞內金藥材來治療[3]。

2. 胃腸濕熱型

這類型的小孩胃口非常好，很會吃、吃很多、沒有飽足感，就是中醫典籍記載的「消穀善飢」。臨床常見嘴破、口渴、青春痘和大便黏臭等等，飲食上偏好炸雞、炸物、冷飲、烤肉及甜食，中醫藥方可以用「清胃散」、「茵陳五苓散」方藥來治療[4]。

「小兒便祕」也是讓許多家長頭疼的脾胃問題。門診中有一位就讀幼稚園小班的三歲多小女童，由阿嬤帶來看門診，主訴大便很硬，像羊屎狀，有時候三~五天才大便一次，因此小朋友的家長也有購買益生菌讓小孩每天服用，起初有幫助，但過沒多久又開始便祕。

後來是因爲小女童經常在起床時喊著肚子痛，一開始阿嬤還以爲是不想上學，但隨著小女童腹痛頻率越來越高，才趕緊來就醫。臨床上，兒童如果長期大便不通暢，大部分會出現精神不易集中、沒有耐心、貪睡、愛哭鬧、

3 保和丸：神麯二十克、山楂六十克、茯苓三十克、半夏三十克、陳皮十克、連翹十克、萊菔子十克。

4 清胃散：生地黃六克、當歸身六克，牡丹皮九克，黃連六克（夏月倍之），升麻九克。
茵陳五苓散：葛根十克、黃芩十克、黃連六克、木香十克、茯苓十二克、車前子十克、白扁豆十克、薏苡仁十五克、荷葉十克、生甘草六克。

反應遲鈍、不愛講話等症狀。

便祕若是發生在幼童身上，往往因爲小孩對身體病痛表達的問題，而不能引起父母的重視，因此經常被誤以爲小孩是藉故不上學或不想吃飯的藉口，小兒便祕才會常常被忽略。

便祕的兒童經常會感到頭暈、頭痛、躁動不安、肚子脹、食慾不佳、口中異味或酸臭味、眼屎多、濕疹頻發。中醫看小兒便祕，主要分爲「實症」與「虛症」兩種。

1. 實症便祕

主要表現：大便乾結、大便質乾且硬，形似顆粒樣（像羊糞），面紅、身熱、口氣臭穢、唇紅且乾、小便黃、胸脅痞滿（胸脅脹滿）、食慾不佳、腹部脹滿或漲痛、舌質紅、苔黃厚膩，指紋色紫。

中醫治療：以順氣行滯、潤腸通便爲主，方藥以麻子仁丸加減玄蔘、生地黃、麥門冬等藥物[5]。

2. 虛症便祕

主要表現：面色恍白、疲倦、無力、不喜運動、大便出力難排出、常需使用浣腸劑、大便質不乾、舌淡嫩苔，薄白微膩、指紋色淡。

中醫治療：以補氣、健脾、運脾爲主，以益氣養血，達到開塞通便的目的。方藥以四物湯、四君子湯加減黃耆、白朮、肉蓯蓉等藥爲主[6]。

---

5 麻子仁丸：杏仁十八克、白芍二十四克、白黃十八克、厚朴二十四克、黃麻仁三十克、枳實二十四克。

6 四物湯：當歸十克、川芎十克、熟地黃十克、白芍十克。四君子湯：人蔘十五克、甘草五克、茯苓十克、白朮十克。

穴道按摩

1. 合谷（圖 2-60）

位置：大拇指與食指虎口處，在第一、二掌骨之間，左右各一。

功效：改善消化不良。

2. 足三里（圖 2-61）

位置：位在膝蓋下方凹陷處約三寸（四指橫寬），也就是外膝眼下，左右各一。

功效：可以改善胃部的虛弱情形。

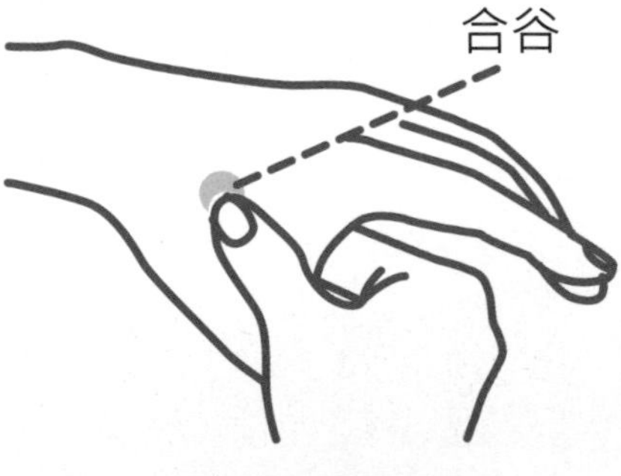

圖 2-60 合谷

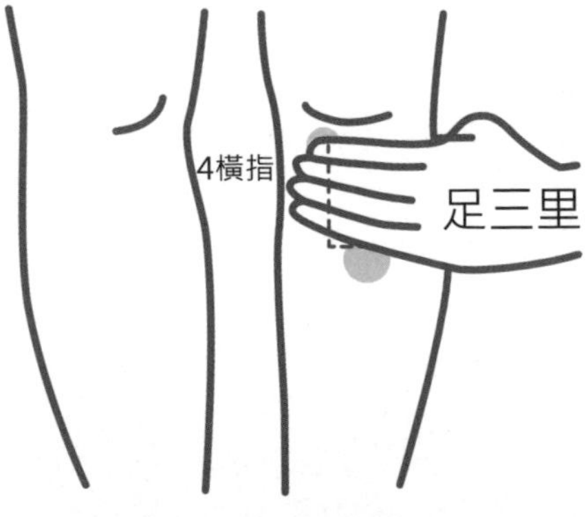

圖 2-61 足三里

3. 中脘（圖 2-62）

位置：位在身體中心線上，距離肚臍上方約四寸（六指橫寬）的地方。

功效：可以調節內臟功能。

4. 氣海（圖 2-63）

位置：肚臍下方寸半（約大拇指稍寬）的地方。

效果：改善消化道疾病。

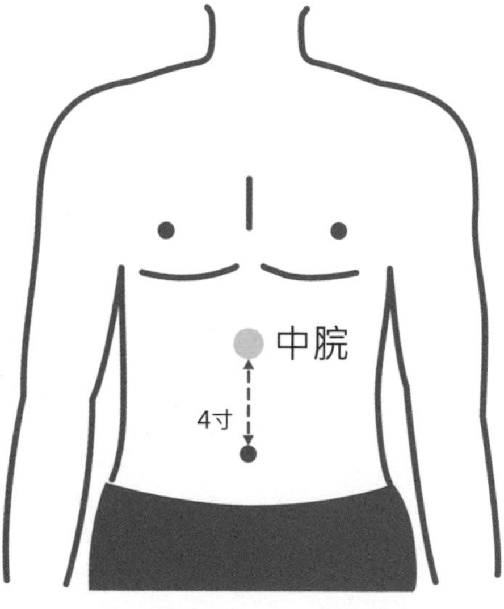

圖 2-62 中脘

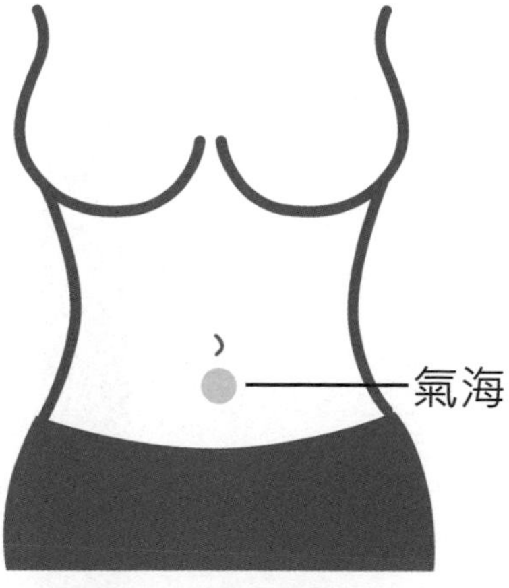

圖 2-63 氣海

中藥茶飲

◎焦三仙茶飲

材料：焦山楂十五克、焦神麴十五克、焦麥芽十五克，

作法：

①藥材以冷水沖十秒鐘。

②加入清水五百CC煎煮，將水煮開後，再轉小火煎二十鐘。

③濾去藥渣，加上適量紅糖，可作爲飲料讓孩童喝，以湯劑取代茶飲。

中藥藥膳

1. 焦三仙開脾粥

材料：焦山楂十五克、焦神麴十五克、焦麥芽十五克，粳米七十五克，白糖或紅糖適量。

作法：

①藥材以冷水沖洗十秒鐘。

②將藥材放入砂鍋，加入三百CC的水煎煮取濃汁。

③去渣後，加入白米、白糖（或紅糖）共同煮粥。粥品可於兩餐間當點心服食。

2. 黑木耳芝麻炒高麗菜（潤腸通便）

材料：黑芝麻十五克、白芝麻十五克、黑木耳一百克、白木耳一百克、高麗菜一顆、枸杞子十克、薑一條、少許鹽巴。

作法：

①黑木耳、白木耳用溫水泡開，洗淨備用。

②將高麗菜、黑木耳、白木耳切成小塊後，以開水汆燙，撈起備用。

③接著將黑芝麻、白芝麻先爆香，拌入所有食材，加入稍許鹽巴，即可起鍋。

Chapter

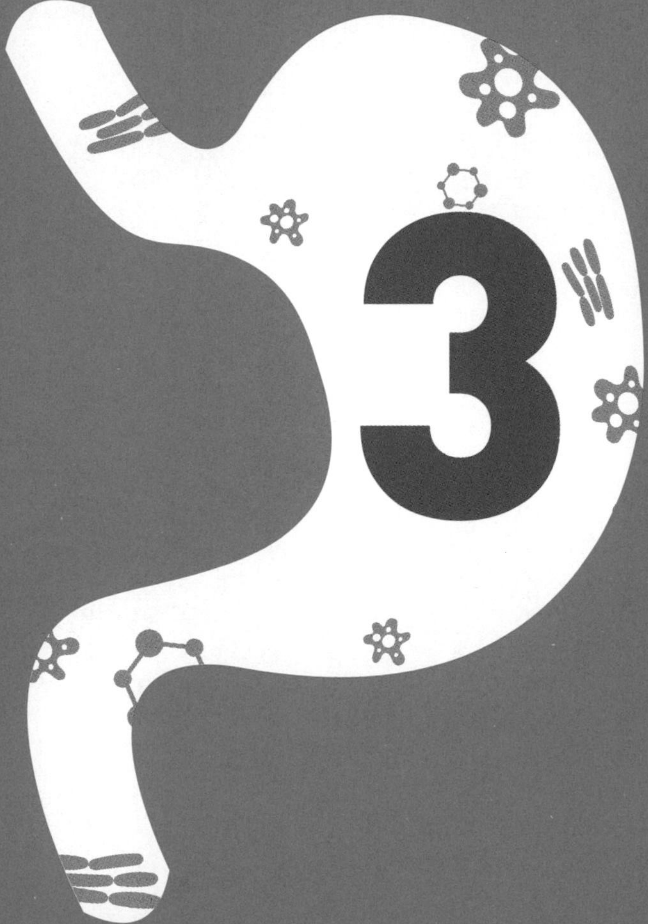

3

破除腸胃
流言迷思

胃不好不能喝咖啡或茶嗎？

很多人喜歡在早上來一杯咖啡醒腦提神，用咖啡來開啟新的一天，卻有不少人在喝完咖啡後，反而容易感到腸胃不舒服。咖啡之所以會引起胃部不適，是因爲咖啡因成分會促進胃酸分泌。

也有些人在喝完咖啡後，比較容易有便意，那是因爲咖啡因也有促進食物消化、通便的作用。但要注意的是，千萬不要空腹飲用咖啡或含有咖啡因的飲料，反而容易引起胃氣受傷！

或許會認爲，若咖啡加了牛奶，對胃的傷害應該有比較少，其實並非如此！無論是在咖啡中加入了多少糖或牛奶，都不會影響咖啡因的含量，所以不管你是喝拿鐵或是卡布奇諾，也不一定會比黑咖啡不傷胃。

而茶裡面的咖啡因和茶多酚的成分一樣會引起胃酸分泌。每種茶各有寒熱之分，也都有含量不等的咖啡因和茶多酚，脾胃虛寒者，適量的喝一些發酵茶如普洱茶、紅茶都有不錯的暖胃效果。而未發酵的茶，如綠茶、日式煎茶，雖然含有多量的綠茶多酚，具有抗氧化能力，但相對的對腸胃的刺激也比較大。

無論是茶或咖啡，基本上都具有一定的刺激性，還是建議避免空腹直接飲用，以免出現腸胃的不適。

綠茶會刮胃，胃不好的人不適合？

雖然喝茶是養生的一種方式，但是喝錯了反而是會加重對身體的傷害。

前面也有提到，每一種茶都有寒熱之分，如果是胃不好的人，就不適合喝未發酵或輕微發酵的茶葉，如綠茶、煎茶、烏龍茶等，這類茶的單寧酸含量較高，都會促使胃酸分泌。

對於愛茶人士來說，輕發酵茶的確有「不可承受之輕」的顧忌，尤其是整日喝茶又飲食不正常的現代人，在咖啡因、單寧酸的長期浸漬下，常經歷搜腸刮胃之苦，而綠茶的寒性較於其他茶類更爲明顯，切忌空腹勿喝。另外像是對容易腹瀉、大便不易成形的患者來說，也建議少喝綠茶，若要喝茶可以選用紅茶、普洱茶等。

消化不良時吃胃散就可以？

出國到日本或東南亞國家時，總是會看到很多人在藥妝店裡大掃胃散，殊不知胃散也是中藥的一種。

當胃疾發作時，通常患者很難自身判斷疼痛的原因，就會直接吞成藥的胃散，這其實是一件很危險的事，不但可能無法緩解當前胃痛的症狀，還容易使症狀加劇！凡是藥物，就必須在醫師、藥師的指示下服用，否則很容易小病延誤成大病。

以最常見的消化不良爲例，消化不良常見於脾陰虛的人，老是覺得腸胃堵堵的、吃幾口飯就飽了，這時會在藥方中加入一些山楂、陳皮等藥材。或是吃完東西就想上廁所、無法好好消化，腸胃道如滑水道的患者，在用藥上會使用活血健脾的藥物，如當歸、黨參等。畢竟胃病的原因甚多，必須先知道原因才得對症給藥，而不是一罐胃散就可以解決的。

脹氣時塗抹涼涼的精油，真的可以緩解嗎？

小時候只要遇到脹氣，媽媽總是會拿出涼涼的精油或脹氣膏來按摩緩解，這應該是很多人都有的兒時回憶吧！按摩脾經、胃經穴位的確可以起到些許的治療效果，透過輕度按壓特定穴道的方式得到疏經活絡、緩急止痛的效果，包含常見的足三里穴、合谷穴、三陰交穴，或是脹氣時可適當的按壓腹部上中脘穴、關元穴、天樞穴等，大部分都可以起到不錯的緩解作用。

不過有一點要特別提醒家中有小朋友的家長們，很多爸爸媽媽會選擇透過天然的精油，如薰衣草、薄荷等，或是脹氣膏來緩解脹氣，這類含有薄荷醇的產品，對三歲以下小朋友仍存有一定的風險，建議可以用嬰兒油或中醫外用藥膏——「紫雲膏」來取代精油按摩。但當疼痛反覆發作且無法緩解時，請務必馬上前往醫院，由專科醫師做徹底檢查才是上策。

腸胃發炎時，要吃飯、吃粥、還是吃吐司呢？

當腸胃發炎時，胃壁細胞受損，就無法像平時一樣地消化或吸收食物，因此建議進食時應以「少量多餐、好消化」爲原則。基本上腸胃發炎的時候，除了注意飲食應清淡外，大部分的東西還是可以適量攝取，只要不讓受損的腸胃負擔太大即可。

那麼如何才算適量呢？這個部分就因人而異了，一般會建議先從攝取原本食量的四分之一至一半開始嘗試，兩、三小時後，若沒有出現腹痛、腹瀉、嘔吐等不適症狀，再逐漸增加分量。

但要注意的是，在嚴重腸胃炎期間，最好不要喝牛奶與糖分高的飲料，因爲此時腸道仍處於恢復期，腸黏膜炎症反應尚未完全消退，腸道會變得比較敏感，而牛奶中的乳糖、飲料中的砂糖、高果糖糖漿，都會刺激白血球，反而促進腸道蠕動，繼而加劇腹瀉的狀況。

不吃早餐對胃不好？

中醫認爲人體經絡的巡行時間，有一定的次序及規律，在一天十二個時辰當中，各有所屬的臟腑輪流對應。從子夜一點開始，肝經開始巡行，半夜三點爲肺經，清晨五點爲大腸經，七點到達胃經，九點到達脾經。

在《黃帝內經》中有提到「胃爲水穀之海」，即代表人體精氣神的產生，都離不開腸胃的吸收與消化功能。而早上七點到九點通常是上課、上班時間，是大部分的人會吃早餐的時間，也是人體胃經運行最旺盛的時刻，若未能適度進食補充營養，在胃大量分泌胃酸的同時，卻沒有食物可以消化，就容易對我們的腸胃黏膜造成傷害。

但也不是有進食就好，現代人的早餐選擇多樣化，很多西式的早餐會有薯餅、薯塊、炸雞等油炸類食物，吃多了反而容易引起胃火過於旺盛，所以早餐的選擇建議還是以溫熱、清淡的食物爲主最爲恰當。

中醫認爲「脾胃爲後天之本」，在老祖宗所流傳下來的養生智慧中，脾胃的調理是最基本的，所以要有充滿活力的一天，就從吃早餐開始！

胃不好的人忌吃麵食？

若胃不好，比較米飯來說，麵食反而是較好消化的食物。其實胃不好的人，更應該要注意的是「飲食習慣」，包含少量多餐、仔細咀嚼所吃下去的每一口食物、口味選擇清淡溫和、不要吃太快等等。

很多人習慣吃麵食的時候呼嚕呼嚕兩、三口就吞下去，吃太快或是未經咀嚼後吞入，都會造成腸胃的負擔。

舉例子來說，許多人都有過腸胃不適造成嘔吐的痛苦經驗，在嘔吐物裡面也可以看到很許多未消化的食物，若有吃麵條，就可以看到未消化完整一段一段的麵條，畢竟澱粉類的食物不像魚、肉類等蛋白質食物，很快能被分解消化，所以在吃澱粉類食物的時候，還是得仔細的咀嚼，讓澱粉能夠順利的被唾液中的澱粉酶消化。

不過，若在吃麵食後導致喉嚨痰增多，或長期有咳嗽、喉嚨不適困擾的人，建議還是少吃麵食，才不會讓症狀加重。

飯後一杯乳酸飲料，可以幫助消化？

常見的便當好朋友——乳酸飲料，並不等同優酪乳或酸奶喔！即便裡面含有乳酸菌，但通常也添加過量的糖，喝多了除了不會達到促進消化的作用外，還容易提高發胖的機率。

由於乳酸飲料並不是直接使用牛乳發酵而得到的優酪乳，因此通常乳含量較低，在營養成分上也遠遠低於優酪乳，而且乳酸菌飲料添加的菌種僅有乳酸桿菌，若要維持腸道健康的菌生態，至少需要四種以上的益生菌；加上乳酸活菌進入腸道後，很容易被胃酸和膽鹽殺死，實在無益於腸道益菌生態。

所以，乳酸菌飲料只能算是發酵過的高濃度糖水奶粉飲料，對我們腸胃道消化的益處並不大。

針對促進腸胃道的消化，中藥也有相當不錯的茶飲可以飲用。

⊙扶原消脂茶

材料：山楂三錢、澤瀉兩錢、車前子兩錢、決明子兩錢、烏梅兩錢、陳皮一錢、甘草一錢。

做法：

①藥材以冷流水沖十秒鐘。

②加入清水五百～八百ＣＣ煎煮，將水煮開後，再轉小火煎二十分鐘。

③濾去藥渣，即可飲用。

喝檸檬水減重消水腫更有效？

前陣子很流行用「檸檬水」來消水腫，檸檬含有豐富的維生素C，能夠幫助養顏美容、幫助膠原蛋白合成及擊退黑色素，對於喜歡喝飲料的朋友，建議可以把每日一杯的飲料換成不加糖的檸檬水（可以加無熱量的赤藻糖醇來代替蔗糖），同時還可以減少糖份的攝入。

基本上容易造成水腫的理由，不外乎是吃下過多含有高量鈉鹽的食物，因此容易形成下半身水腫體質。適當的飲用檸檬水是可以有效幫助排水腫，對健康也有一定的益處，但所有食物都一樣，適量可以，過量反而就傷身！很多人會把檸檬水當成水來喝，過量飲用檸檬水反而會對腸胃造成刺激，像是噁心、反胃等症狀，更嚴重還可能造成胃潰瘍。要說到消水腫的最佳方式，其實多喝水，就可以達到消水腫的目的喔！

經常胃食道逆流的人，睡覺應該採取左側睡？

睡左邊睡右邊都有其根據，也都有其效果，事實上人在睡著的時候，是沒辦法控制自己的睡姿。若是爲了防範胃食道逆流而每天戰戰兢兢地控制睡姿，除了會因姿勢不良而造成肩頸受傷，長期下來也會造成心理上很大的壓力。

前面有提到「思傷脾」，過度的思慮會傷到脾胃，所以與其煩惱睡左、睡右，不如睡好！胃食道逆流和壓力或飲食習慣有很大的關係，很多人可能會透過吃宵夜來緩解白天累積的壓力，其實這樣只會造成腸胃的負擔。建議睡前三～四小時勿進食，反而是更重要的事。

Chapter

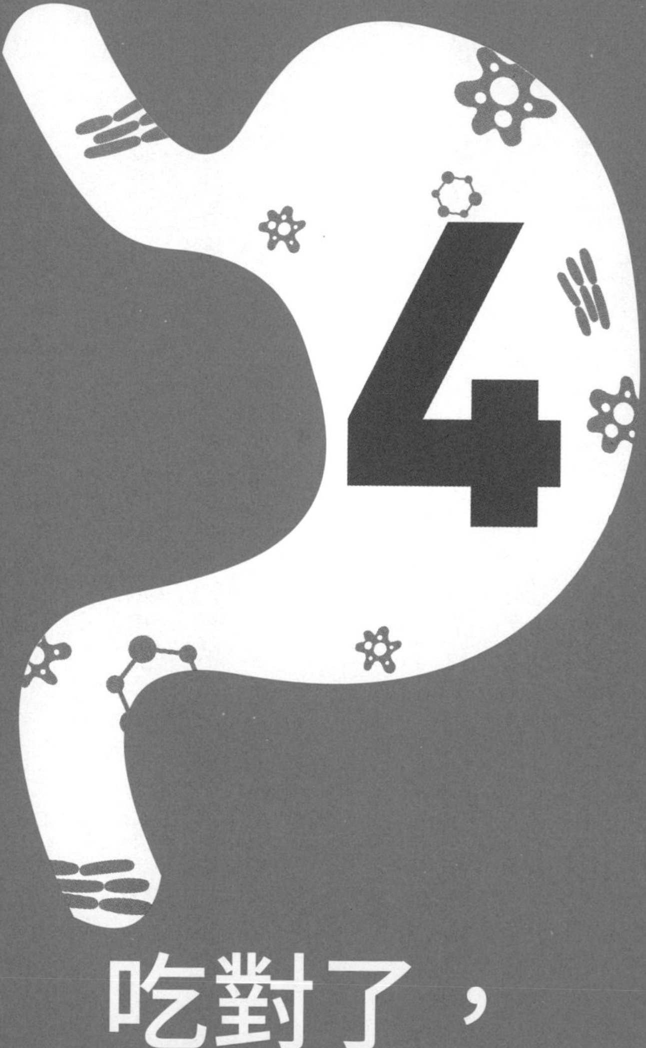

吃對了，
腸胃就順了

郭大維醫師腸胃無負擔的三餐

⊙早餐

早餐是我最重要的一餐，通常以麵包或麵食為主，再搭配一杯黑咖啡或是蔬菜捲，對於比較繁忙早上的門診來說，這樣的搭配讓我的腸胃負擔比較少，但同時又可以有飽足感。

⊙午餐

午餐大多選擇吃素食，搭配大量的綠色蔬菜及半碗白飯，避開澱粉類食材，例如芋頭、地瓜、南瓜或芶芡類食品。飯後在診所附近散步，或去附近的公園走走，讓心情放鬆、情緒沉澱，同時也讓腸胃有時間可以消化吸收。

⊙晚餐

晚餐如果有夜間門診，大多會選擇水煮蛋、香蕉與黑咖啡，這樣才不會讓腸胃有太多負擔，也不會影響看門診時的身體狀況。若是沒有夜間門診，晚餐會加入蛋白質，如定量的滷牛肉、青菜、藥膳湯品，再加上半碗白飯。不忙碌的時候與家人聊聊一整天的門診或彼此的工作趣事，或者是和孩子聊聊學校生活，用餐時間也不須緊湊。

郭大維醫師的養胃建議

現代人之所以有這麼多的腸胃問題，除了和飲食的內容有關係，和我們生活中的習慣也有相當密切的關係，看看以下這些生活習慣，是不是你也似曾相似。

1. 切勿情緒過度緊張

中醫認爲人的情緒調解和「肝」有關，焦慮所造成的肝氣鬱結，容易使肝木犯胃，影響到腸胃功能，這也是爲什麼有些人一緊張或焦慮時就會容易腹瀉或便祕的原因。若長期因腸胃功能失調，造成排空障礙，可能就會導致腸胃的黏膜保護層受損，容易造成潰瘍，萬萬不可輕忽。

2. 適度放鬆身心，避免過勞

現代人基本上十個中有八個都有過勞的現象，所謂「過勞」，無論是體力勞動，或是用腦過度，甚至是心理的過勞都包含在內。在《素問上古天眞論》中便有提到：「食飲有節，起居有常，不妄作勞，故能形與神俱，而盡終其天年。」也就是說，適度的勞逸才符合中醫所提到的養生之道，疲勞過度會損傷脾氣，進而引起胃腸供血的不足，分泌功能失調等。

3. 避免抽菸喝酒

抽菸、喝酒，對我們人體有很大的危害，經常吸菸可能會讓氣管變得敏感，香菸中的尼古丁也可能對胃的黏膜產生嚴重的破壞。那麼喝酒呢？有些人會習慣喝一小杯紅酒來幫助睡眠、調節情緒。其實飲用少量的酒是可以幫助體內的血液循環，但是過度的飲酒不僅傷肝腎，形成體內濕熱，當內濕淤積過多，脾胃運化自然會受影響，進而損害到腸胃功能。

4. 維持正常的飲食習慣

我們常聽到「病從口入」，除了吃進肚子裡的食物，吃東西的方式也是個很重要的環節，從小我們從父母、從學校知道，「早餐要吃飽、午餐要吃好、晚餐要吃少」。但隨著長大開始工作，有些人早餐沒有時間吃，午餐隨便應付，晚餐反而吃的太多，甚至有些人一定要再補一餐消夜才算正式結束了一整天，在門診中，很多腸胃疾患患者的飲食習慣，都和「饑飽不均」有關。

脾胃經常處於過饑狀態，會導致氣血生化失源、損傷脾氣，一旦人體缺少了氣血能量、正氣虧虛時，外邪就容易入侵人體。而過飽、過度飲食，會使積食停滯，消化功能無法發揮正常作用，進而產生脹氣、嘔吐等症狀，長期處於過飽的狀態，也會讓脾胃的運化功能失常，痰濕淤積於體內更容易產生肥胖。

5. 忌飲食不潔

前面講的是飲食不節，是指沒有節制，而飲食不潔、不乾淨，也是我們在日常中應該要重視的。尤其是家裡有老人、小孩等腸胃功能比較虛弱的族群，更加需要留意，如食物保存不當而導致腐敗變質、吃到寄生蟲或是農藥汙染的食物等，都可能會出現嘔吐、泄瀉、脘腹脹痛等現象。

而有越來越多臨床研究證實，胃幽門螺旋桿菌和許多上消化道疾病有關，包含消化性潰瘍，在這些潰瘍病患中，檢驗出幽門桿菌的機率高達七〇%以上！幽門桿菌為口腔傳播或食物感染，除了可通過餐具、共餐以及接吻等接觸傳染外，不潔的食物也是感染的原因之一。

6. 風寒

「寒為陰邪，易傷體內陽氣」。無論是過貪寒涼，或感受外寒等因素，都容易引起中陽受損、寒邪內盛，胃失受納、腐熟、降濁的功能。因此強烈建議在秋冬季節，應該特別要留意防寒與保暖，夏天也不要吃太多冰冷的食物，或長時間待在有空調的房間，以免腸胃受到風寒。

讓腸胃動起來，郭醫師的養腸操

在這之前，我想先跟大家分享自己的親身經歷。過去我因為看診的關係，並沒有太多的時間可以空出來運動，包含定時間的慢跑，或是依照教練的建議定時上健身房來做訓練，其實長時間下來，因為看診的動作通常都很固定，多半都只用到手部的肌肉，核心及背部肌肉卻很少使用。

日積月累的姿勢不良會使部分肌肉過於緊繃，引發肩頸僵硬，甚至頭痛、頭暈等症狀。當然這些我們都可以透過吃藥或是針灸來得到一定程度的緩解，但每隔一段時日，肩頸痠痛的問題又會再度出現。

在某次的因緣際會下，我找到在教導皮拉提斯的同學，自從開始了皮拉提斯訓練後，長期累積的肩背筋骨痠痛都得到了放鬆舒展。經過一段時間的訓練後，我的骨盆也慢慢往回正中的位置，之前的脹氣、便祕的情形也改善了許多，同時也觀察到，許多腸胃道的問題，其實和我們的姿態及肌肉的緊繃程度有關。

除了皮拉提斯之外，自己也有一套簡易的養胃運動推薦給大家。

散步養胃

千萬別小看「散步」，雖然運動量遠不及慢跑或是其他運動訓練，但若能經常散步除了可以幫助消化、消除腹脹、促進血液循環外，同時也能增強下肢的肌肉力，並有補腎強腰的作用。

中醫認爲腰爲腎之府，而腎主骨，透過運動訓練下肢的靈活度，便能達到強腰補腎的作用，連帶影響整個人的全身免疫力。

⊙散步方式——千萬不可飯後立刻散步

最基本的散步姿勢即是抬頭挺胸、小腹微收，雙臂自然的擺動並且大步的走，步行的速度可以根據自己的身體狀況調整，建議應由慢到快、循序漸進，維持規律的呼吸節奏，走到身體有微微出汗的狀態即可，散步時間約爲三十～六十分鐘。

鍛鍊的時間可以在早晨或是晚上，但要特別注意的是，切記不要剛吃飽就開始散步，尤其是患有腸胃道疾患的人，應於飯後半小時後再開始活動，以免造成腸胃的負擔。

瑜珈養胃

瑜珈所遵循的大原則在於——訓練身體的平衡機制以及心態上的調理，繼而達到身心保養的目的。久坐的上班族經常駝背而不自知，透過適度的伸展胸部肌肉、放鬆肩頸，進而起到改善血液循環、暖胃、養胃的作用。

⊙動作說明

①跪坐於床上或瑜珈墊上，雙手自然垂放於身體兩側。

②雙手往上伸展（想像正在伸懶腰），伸展的同時進行深呼吸。

③吐氣，慢慢坐在自己的足跟處，並將雙手抵在雙腳的足心。

④向前將胸部往外頂，同時下巴慢慢仰起，並維持呼吸平順，切勿憋氣，維持此姿態兩分鐘左右。

仰臥起坐養胃

仰臥起坐是很多練線條的人喜愛的運動方式，適度的仰臥起坐還能促進腸胃蠕動、幫助消化，就像是在幫腹部做按摩。

⊙動作說明

①仰臥，腹部與大腿呈九十度·大腿與小腿呈九十度。

②身體呈飛魚形狀，小腿下面可墊上東西。這個動作看起來很簡單，但要能眞正獲得最好的訓練效果，就必須做到以腹部肌群的收縮力，引起腹部肌肉「壓縮」。

③做的時候上背部離開地面，但下背部仍應緊貼地面，動作只是腹部的壓縮，引起脊柱骨的彎曲，使腹部肌群處於「頂峰收縮」的狀態，稍停，再以腹部肌群的張力控制，慢慢使脊柱骨逐漸伸展，然後還原。

腸胃病常用的按摩推拿手法

按法：指按法和掌按法

在臨床上有分「指按法」和「掌按法」，指按法是用大拇指面或手指端按壓。掌按法則是用手掌掌根或全掌按壓身體表面一部位，可以用單掌或雙掌交叉重疊來按壓。

按法也可以與其他手法結合，當單手的指力不足時，可用另一手拇指重疊輔助按壓結合，稱爲「指壓法」；若是與壓法結合則稱爲「按壓法」；若是與揉法結合，則稱爲「按揉法」。

指按法手法的要點（圖4-1）

①按壓的方向要垂直向下。

②按壓的力量要由輕到重，力道要穩定而持續，使刺激感充分達到身體的深部組織，切忌用急迅凶猛的暴力方法來壓按。每穴按壓一～兩分鐘。

③當按法結束時，應逐漸遞減按壓的力量，由重到輕，不可突然放鬆。

適用部位：全身各部經穴。

舉例穴位：胃俞、足三里、內關。

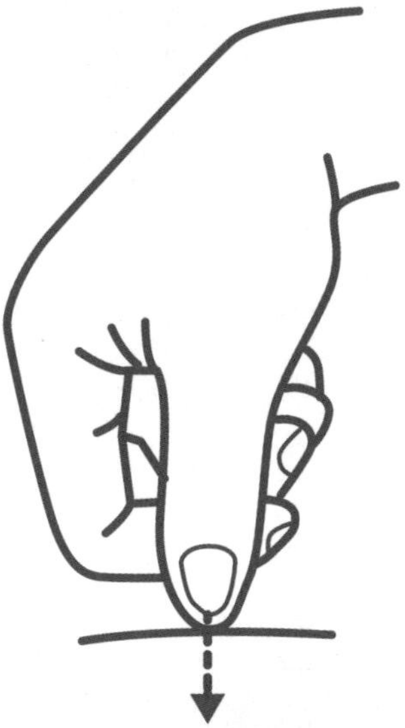

圖 4-1 指按法

掌按法手法的要點（圖4-2）

①按壓後要停留片刻，然後慢慢鬆開，再做第二次重複的按壓。

②若是要增加按壓的力量，在按壓時可將雙肘關節伸直，施力者身體略爲前傾，藉助身體重量向下按壓。

③掌根按上腹部，手掌應隨患者的呼吸而起伏動作。

適應部位：腹部體表面積大，又較爲平坦的部位。

舉例穴位：中脘、天樞、水分。

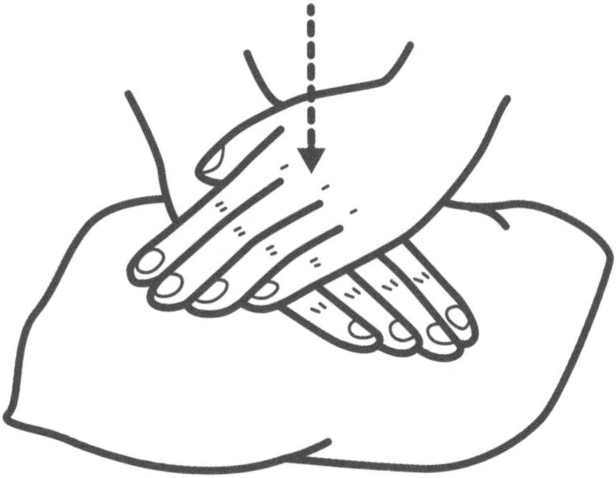

圖 4-2 掌按法

摩法

是用食指、中指、無名的指端末節或以手掌面，在身體表面的部位上，做順時針或逆時針方向做迴旋性的摩動，稱之爲「摩法」。以指面摩動的稱之爲「指摩法」（圖4-3），用手掌面摩動的稱爲「掌摩法」（圖4-4）。也有利用油劑，例如精油、紅花油，或外用藥酒、藥膏等介質，來加强手法與治療效果，稱之爲「膏摩」。

摩法手法要點：摩法的動作與力道必須相當輕柔，僅在身體表面，也就是是皮膚及皮下，摩速度快就是「瀉」，速度慢就是「補」。

指摩法每分鐘摩動次數約一百二十次左右；掌摩法則需緩慢點，每分鐘摩動次數約八十～一百次左右。

適應部位：全身各部位，以腹部最常用。

舉例穴位：天樞、氣海、關元。

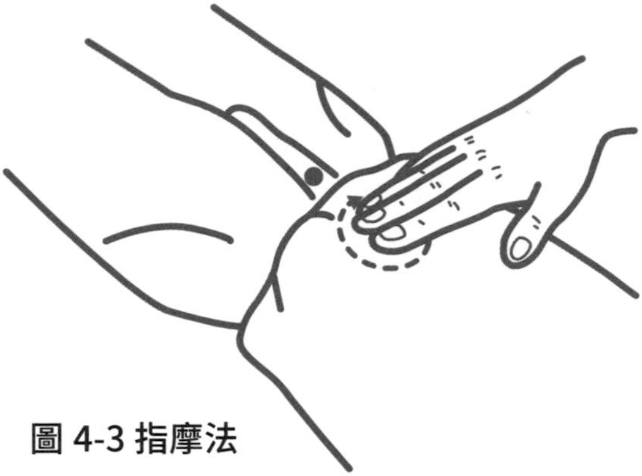

圖 4-3 指摩法

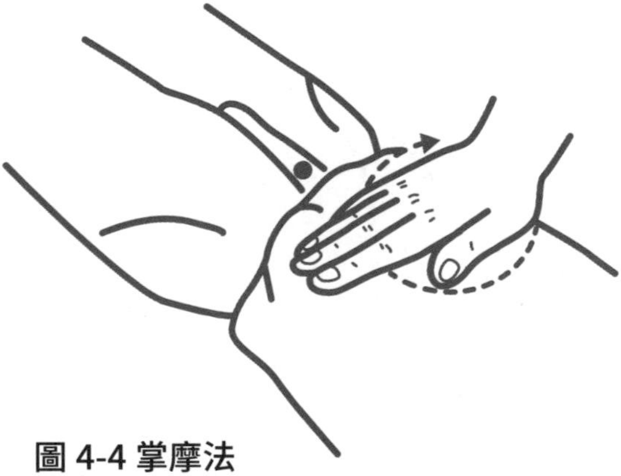

圖 4-4 掌摩法

揉法

用大魚際（圖4-5）、手掌根部、手指指面在治療部位，做輕揉和緩的迴旋動作，並帶動該部位的皮下組織，稱之爲「揉法」。和摩法的手法極相似，只是使力較大。以大魚際爲施力點，稱之爲「魚際揉法」；以手掌根爲施力點，稱之爲「掌根揉法」；以手指指面爲揉點，稱之爲「指揉法」。

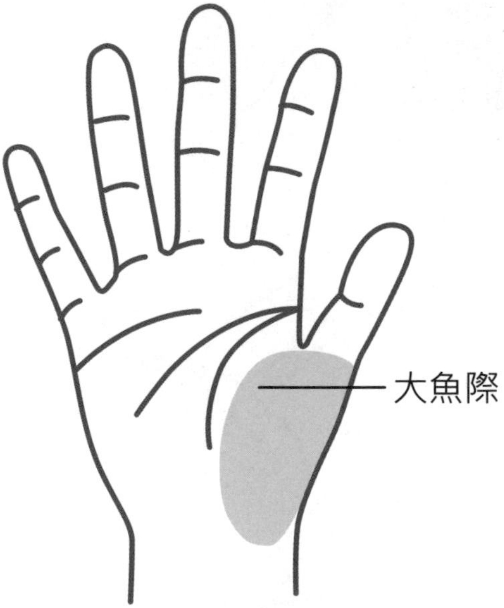

圖 4-5 大魚際

揉法手法要點（圖4-6）

①指揉法的作用面積要小、動作要靈活輕柔，但力道要深沉而穩重，做小幅度的環旋柔動。

②掌根揉法的作用面積要大，手腕力量要放輕鬆，由淺到深做輕揉和緩的反覆迴旋和移動。

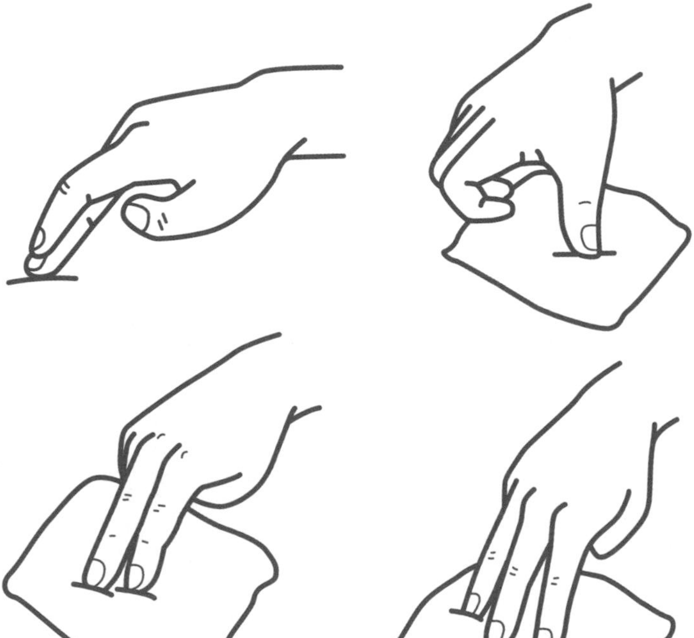

圖 4-6 揉法

③動作要有節律性，千萬不可刻意在一個定點部位摩擦或按壓，每分鐘約一百二十～一百六十次。

適用部位：全身各部位，以腹部最爲常用。

舉例穴位：中脘、大腸俞。

CARE 056

讓腸胃動起來

作　者—郭大維、王瑞玲
主　編—林菁菁
企劃主任—葉蘭芳
封面設計—楊珮琪、林采薇
內頁設計—李宜芝
內文插畫—Kathy

第五編輯部總監—梁芳春
董事長—趙政岷
出版者—時報文化出版企業股份有限公司
108019 台北市和平西路三段 240 號 3 樓
發行專線—(02)2306-6842
讀者服務專線—0800-231-705・(02)2304-7103
讀者服務傳真—(02)2304-6858
郵撥—19344724 時報文化出版公司
信箱—10899 臺北華江橋郵局第 99 信箱

時報悅讀網—http://www.readingtimes.com.tw
法律顧問—理律法律事務所 陳長文律師、李念祖律師
印　刷—勁達印刷有限公司
初版一刷—二〇二一年九月十七日
定　價—新臺幣三八〇元

讓腸胃動起來 / 郭大維 , 王瑞玲著 . -- 初版 . -- 臺北市 : 時報文化出版企業股份有限公司 , 2021.09
面； 公分

ISBN 978-957-13-8572-3(平裝)

1. 胃腸疾病 2. 保健常識 3. 中醫

413.343　　110000207

ISBN 978-957-13-8572-3
Printed in Taiwan